医療−福祉−介護をつなぐ

心不全
療養支援
ポケットガイド

一編集

日本循環器協会　日本心不全学会

南江堂

<編　集>
日本循環器協会，日本心不全学会

<執筆者>（五十音順）
青地　千晴　　神奈川県介護支援専門員協会/そらいろケアプラン
浅野竜之介　　株式会社なの花北海道 なの花薬局紋別北店
大浦　啓輔　　のぞみハートクリニック天王寺
岡田　明子　　北里大学看護学部
岡山　菜美　　榊原記念病院
小川　朝生　　国立がん研究センター東病院精神腫瘍科
衣笠　良治　　鳥取大学循環器・内分泌代謝内科学分野
島田　晶子　　名古屋ハートセンター栄養科
富山美由紀　　のぞみハートクリニック
中島菜穂子　　久留米大学病院看護部
中野　朋和　　日本介護福祉士会
中村　郁代　　クオール株式会社
西之坊　篤　　きずなケアプランセンター
肥後　友彰　　はくとホームケアクリニック
福嶋勝一郎　　株式会社ウィズ
眞茅みゆき　　北里大学看護学部
宮島　功　　　近森病院臨床栄養部
森　久紀　　　日本介護福祉士会
山本　一博　　鳥取大学循環器・内分泌代謝内科学分野

目　次

第Ⅲ章　災害時の対応

第Ⅳ章　介護者への支援

第Ⅴ章　認知機能が低下した患者への対応

第Ⅵ章　アドバンス・ケア・プランニング(ACP)の重要性

第Ⅶ章　活用できる社会資源

※本書の執筆者の COI (利益相反) 関連事項については,
　下記 Web サイトにて開示しています.

第 I 章

心不全の基本

1　心不全療養支援の基本

a 心不全増悪による再入院の予防

　心不全は，様々な心臓疾患が原因で，心臓のポンプ機能が低下し，呼吸困難，倦怠感や浮腫が出現し，身体機能が低下する症候群です．図1に示すように，心不全は増悪と寛解を繰り返すことから，心不全の増悪は療養生活の継続の大きな妨げとなります．したがって，心不全の療養支援では，心不全増悪による再入院をいかに予防するかが，非常に重要です．

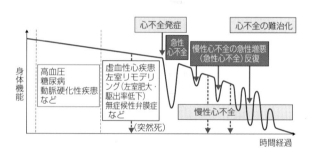

図1　心不全の進展

[厚生労働省．脳卒中，心臓病その他の循環器病に係る診療提供体制の在り方に関する検討会．脳卒中，心臓病その他の循環器病に係る診療提供体制の在り方について（平成29年7月）　http://www.mhlw.go.jp/file/05-Shingikai-10901000-Kenkoukyoku-Soumuka/0000173149.pdf を参考に作成]

b 多様な問題を抱える患者・家族の包括的支援

　心不全患者の多くは高齢であるため，心不全そのもののみならず，フレイルやサルコペニア（p.191 参照）といった身体的問題，うつや認知機能の低下，独居や経済的問題などの社会的問題を持つことが多く（図2），心不全を持ちながら生活する患者や家族を支援するためには，心不全以外の問題に対し，医療・福祉・介護の連携を基盤とした多職種連携が重要になります．

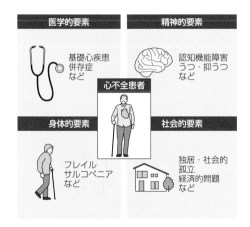

図2　再入院を含めた心不全の経過に影響を与える様々な要素，心不全患者を取り巻く要素

[Gorodeski EZ, et al. J Am Coll Cardiol 2018; 71: 1921-1936 を参考に作成]

2　心臓の機能と働き

a 心臓の解剖

　心臓は，右心房，右心室，左心房，左心室の４つの部屋に分かれています．全身から戻った血液は右心房に入り，右心室を経て肺に送られます．肺で酸素を取り込んだ血液は左心房に戻り，左心室を経て全身に送られます（図１）．

　心房と心室の間や心室から血管へ向かう出口には，血液が逆流しないようにする扉（弁）があります．

　全身から戻ってきた血液と，肺から戻ってきた血液が混ざらないように心臓の中央には，左右の心房と心室を分ける壁（心房中隔・心室中隔）があります

　心臓を栄養する血管を冠動脈といいます．冠動脈には，心臓の右側を養う右冠動脈，真ん中を養う左前下行枝，左

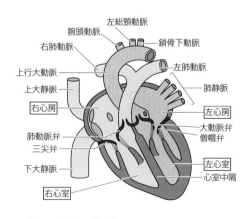

図１　心臓の解剖

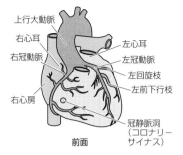

図2　冠動脈

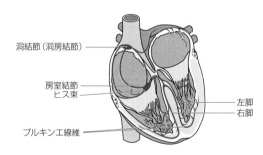

図3　電気生理

側を養う左回旋枝の3本あります（図2）.

　心臓が効率よく血液を送るためには規則正しいリズムで収縮する必要があります．洞結節は心臓のリズムを調節するところです．心房の収縮を起こし，その電気興奮が房室結節を通って右脚・左脚，プルキンエ線維へと伝わり，心室の収縮を起こします（図3）.

b 心臓の働き

　心臓は血液を全身に送るポンプです（図4）．心臓は左右に分かれており，左心室は酸素が豊富な血液を全身に送り，酸素を届け，かわりに体にたまった二酸化炭素を回収します（体循環）．

　右心室は酸素が少なくなった血液を肺に送り，肺で酸素と二酸化炭素の交換を行います（肺循環）．

　心不全になると，体循環では血液が滞り酸素が届けられなくなります．肺循環では血液が肺にたまり，ガス交換がうまくできなくなり酸素不足になります．

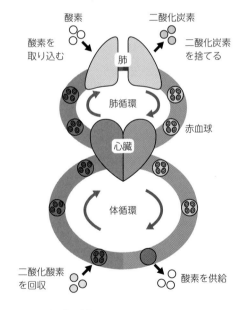

図4　心臓の働き

3　心不全とは

a　心不全とは何か

　心不全とは，心臓の働きが低下して息切れやむくみが起こりだんだん悪くなって生命を縮める病気です．心不全は，AからDの4つのステージに分類されます．ステージAは，高血圧や糖尿病など心不全になりやすいリスク因子を持つ心不全の危険群です．ステージBは心臓の働きに異常はあるけど，体がうまくやりくりをして症状が出ていない状態です．ステージCは，心臓の働きがさらに低下したため体のやりくりが追いつかなくなり，息切れや，むくみなどの心不全の症状が現れてきた段階です．ステージDは，心不全が進行して治療が難しくなった段階です．がんと同じように様々な苦痛をとるためのケアが必要になります（図1）．

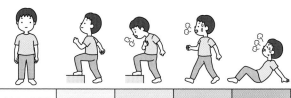

リスク因子	無症候性	軽症	中等症	重症
ステージA ▶	ステージB ▶	ステージC		▶ ステージD

図1　心不全のステージ分類

［日本心不全学会．心不全手帳第3版　http://www.asas.or.jp/jhfs/topics/shinhuzentecho.html より引用］

心不全による入院のたびに体力は低下します

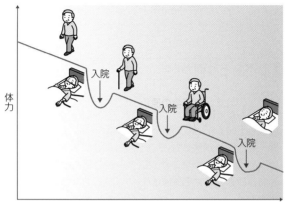

図2　心不全の病の軌跡

[鳥取県西部医師会．心不全地域連携パス心不全 Q and A
https://www.seibu.tottori.med.or.jp/isikai/path/path.html
より引用]

　心臓が弱くなると，血液がうまく流れなくなり，肺に水がたまって息ができなくなります．息苦しくなり何回も入院・退院を繰り返します．まずは入院するほどの悪化を防ぐことが重要です．また，入院して治療しても，元の状態には戻れず，体力が低下して生活が不自由になり，ご家族の負担も増えます（図2）．心不全患者さんが苦しい思いをしないように，健康寿命や生命寿命を延ばすために医療・介護スタッフの支援が必要です．

b 心不全の原因

　心不全とは，様々な原因で心臓が悪くなった状態です．したがって心不全は様々な原因で起こります（図3）．最も

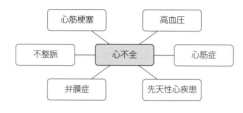

図3　心不全の原因

多い原因は狭心症や心筋梗塞などの虚血性心疾患です．虚血性心疾患とは，動脈硬化によって心臓を栄養する血管（冠動脈）が狭くなったり詰まったりすることで，心臓の血の巡りが悪くなります．血の巡りが悪くなると心臓のポンプ機能が低下して心不全の原因になります．

　高血圧は血圧が正常値よりも高い状態のことです．心不全の患者さんは高血圧を持っていることが多く，高血圧が長く続くと，心臓に負担がかかり，心臓の筋肉（心筋）が厚くなり（肥大），硬くなります．心筋が肥大して硬くなると，心臓に血液が入りにくくなり血液が滞って血の巡りが悪くなります．

　弁膜症は心臓のなかにある扉である弁が正常に開閉しない状態です．大動脈弁，僧帽弁，三尖弁，肺動脈弁があります．これらの弁が堅くなって開きにくくなったり，弁がうまく閉まらずすきまができたりします．弁が開きにくくなると血液の流れが妨げられ血液が送り出せなくなります（狭窄症）．また，弁にすきまができると血液が逆流するため血液が送り出せなくなります（閉鎖不全症）．たとえば，大動脈弁が開きにくい病気を大動脈弁狭窄症といいます．僧帽弁がうまく閉じず，すきまができて血液が逆流する病気を僧帽弁閉鎖不全症といいます．

　心筋症とは，心筋に異常が起こることで心臓のポンプ機

能が低下する病気です．心筋が異常に厚くなり堅くなる肥大型心筋症や，心室が大きく広がって心筋が薄くなる拡張型心筋症などがあります．

　不整脈とは，心臓のリズムが乱れることで，血液の流れが悪くなる病気です．心不全の原因として多い不整脈に心房細動があります．心房細動は心房が不規則に震える不整脈で，血液が滞って血液が流れにくくなり心不全の原因となります．また血栓もできやすくなり，脳梗塞の原因にもなります．

　先天性心疾患とは生まれつき心臓や血管の形に異常がある病気です．心臓の壁に穴があいたりすることで血液の流れに異常が起こり心臓に負担がかかります．

　以上のように，心不全の原因は様々です．それぞれの原因に応じて適切な治療を行うことが重要です．

4 心不全の検査

a 血液検査

●BNP/NT-proBNP（図1）

　心不全診療において，心不全の状態を最もよく反映する血液検査は脳性ナトリウム利尿ペプチド（BNP）です．BNPは心臓の壁応力（心臓の壁がどれだけ伸展されたか）に応じて心臓から分泌されるホルモンで，血管を広げたり尿を出すことによって心臓自身を保護する作用を持ちます．一般的にBNPが高値であるほど心不全の重症度は高いとされ，心不全の診断指標としてだけでなく，個々の患者さんで安定期の値を参考に心不全悪化がないかをモニタリングする指標としても利用されています．NT-proBNPは生理活性を持たないBNPの副産物で，両者はほぼ同義であるものの，①血清で測定可能なため汎用性が高い，②一方で腎

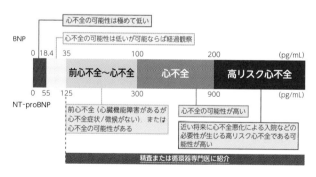

図1　血中BNPやNT-proBNPを用いた心不全診療に関するステートメント2023年改訂版

[http://www.asas.or.jp/jhfs/topics/bnp20231017.html より引用]

機能低下症例では高値になりやすい，といった特徴があります．

● **血清ナトリウム値**

　慢性心不全症例では体内ナトリウム貯留に加え，それを上回る体液量の増加が起こっているため，しばしば低ナトリウム血症をきたします．アンジオテンシンⅡ，バソプレシンといったホルモンの活性化も低ナトリウム血症を助長します．また，利尿薬の過量投与によって血清ナトリウム値が低下する場合があります．一方で自由水の再吸収を阻害する利尿薬トルバプタン投与では高ナトリウム血症をきたす場合もあり，利尿薬を投与されている心不全患者さんでは血清ナトリウム値の変化に注意する必要があります．

● **血清カリウム値**

　血清ナトリウム値同様，血清カリウム値も利尿薬投与の影響を受けやすいことが知られています．特に利尿薬投与のなかでも頻用されるループ利尿薬（フロセミド，アゾセミド，トラセミド）は低カリウム血症をきたしやすく，低カリウム血症は下肢痙攣のみならず，死に直結する危険な不整脈を誘発することがあります．逆に利尿薬過量投与によって腎機能悪化をきたすと高カリウム血症をきたすことから，利尿薬投与中は血清カリウム値の定期的なモニタリングと適切な血清カリウム値の維持（心不全患者さんの目標：4.5〜5.5 mEq/L）が大切です．

● **尿素窒素（BUN）・クレアチニン（Cr）**

　多くの心不全患者さんが腎機能低下を合併しており，腎機能低下は心不全症例において最も重要な予後不良因子です．BUN・Cr は腎機能を反映する血液検査項目であり，腎機能が低下すると血清 BUN・Cr 値はともに上昇します．利尿薬投与症例やフレイルを合併した高齢者症例では脱水

に伴って BUN/Cr 比が増大することがあり，心不全コントロールにおける脱水指標のひとつとなっています．

● 血清尿酸値

利尿薬のうち最もよく使われるループ利尿薬が投与されることにより，血清尿酸値が上昇することがあります．高尿酸血症は痛風発作の原因となるため，利尿薬投与中の心不全患者さんは定期的な尿酸値の確認が必要です．

b 心臓超音波検査

心臓超音波検査とは，心臓の大きさ・機能や弁の働き，心臓の筋肉の肥大やしなやかさを調べる検査です．低侵襲であり，心不全の診断・治療方針決定において非常に重要な役割を果たします．なかでも心臓超音波検査時の左室駆出率（LVEF）は心臓の機能を表す重要な指標で，一回拍出量÷左室拡張末期容積×100（％）で求め，正常値は 55～80％です．これにより心不全は大きく 3 群に分類され，それに応じて標準的治療が決定されます[1]．

● HFrEF（ヘフレフ）[左室駆出率が低下した心不全]

左室駆出率 40％未満．
左室収縮機能（心臓の筋肉が収縮して血液を十分に送り出す力）障害が主体．現在の多くの研究では HFrEF 症例が対象とされており，そのため標準的心不全治療が比較的確立されている．

● HFpEF（ヘフペフ）[左室駆出率が保たれた心不全]

左室駆出率 50％以上．
左室拡張機能（心臓が十分に拡張し，血液をため込む力）障害が主体．診断は心不全と同様の症状をきたす他疾患の除外が必要である．有効な治療が十分には確立されていない．

● HFmrEF（ヘフエムレフ）[左室駆出率が軽度低下した心不全]
　　左室駆出率 40％以上 50％未満.
　　臨床的特徴や予後は研究が不十分であり，治療選択は
個々の病態に応じて判断する.

c 胸部 X 線検査

　　胸部 X 線は，心臓，肺，肺の血管を X 線で撮影する検査
で，心臓や肺の血管の大きさ，肺に水がたまっていないか
などを確認します. いずれも「その患者さんのなかで経時的
にどう変化したのか」が大切です.

d 心電図検査

　　心電図は，心臓の電気信号を記録して心臓の異常を調べ
る検査です. 不整脈や心臓にかかる負担，心臓の血の巡り
の低下などの異常がないかを調べます.

文献
1) 日本循環器学会/日本心不全学会（編）. 2021 年 JCS/JHFS ガイ
ドライン フォーカスアップデート版急性・慢性心不全診療

5 心不全の治療

① 主な心不全の治療

心不全の治療には薬物治療と非薬物治療があり，症状や状態に応じてこれらを組み合わせた治療が行われます．

a 薬物治療

前項で述べたとおり，心不全の薬物治療は心臓超音波検査における左室駆出率に応じて決定されます（図1）．薬物治療は大きく「症状を緩和する治療」と「予後を改善する治療」の2つに分類されます．利尿薬や強心薬は前者に，ACE阻害薬/ARB（アンジオテンシンII受容体拮抗薬），β遮断薬，ミネラルコルチコイド受容体拮抗薬は後者に該当します．これらの薬剤に加え，近年糖尿病治療薬のSGLT2

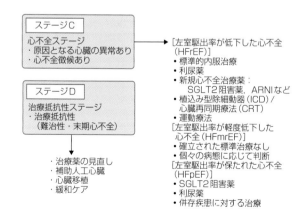

図1 心不全の基本的な治療方針

阻害薬や ARB とネプリライシン阻害薬の合剤 ARNI（アーニー）などが心不全患者さんに対して効果があることが明らかになり[1]，新規心不全治療薬として注目されています．詳細は次項で後述します．

b 非薬物治療

●ペースメーカー

　徐脈を原因とするめまい，失神，心不全症状などに対して，心臓ペースメーカーは最も有効かつ確実な治療法です．正常な興奮信号がつくられなくなる洞不全症候群と，心房と心室の興奮伝導が悪くなる房室ブロックが主な適応となります．ペースメーカーは本体とリード（電線）の組み合わせで成り立っています（図2）．リードは心房か心室のいずれか，またはその両方に挿入されます．ペースメーカーは心拍数が設定以下の徐脈にならないように監視し，設定以下の徐脈になった際にはリード線を通じて心臓の電気的な活動を補助します．原因疾患に応じてリード本数やモード（VVI，DDD など）が異なります．また，近年ではカプセル型でリード線がないリードレスペースメーカーが開発さ

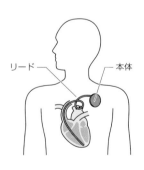

リード　　　　　本体

図2　ペースメーカーとリード線

れ，より低侵襲な治療となりつつあります．ペースメーカー電池の寿命はいずれも約10年程度です．本体が鎖骨下に埋め込まれているタイプのペースメーカーでは埋め込みポケット部の感染を起こすことがあり，埋め込み部位の発赤や腫脹を認めた場合は速やかに病院受診が必要です．

● 植込み型除細動器（ICD）

植込み型除細動器（implantable cardioverter defibrillator：ICD）は，命にかかわる不整脈を感知して突然死を防ぐ体内植込み型の細動器です．不整脈の監視・治療の原理はペースメーカーと同様で，ICD本体とリード線の組み合わせからなり，徐脈性不整脈に対してはペースメーカーとしても働きます．命を危険にさらす心室頻拍や心室細動を感知すると高頻度のペーシングや電気ショックですぐさま不整脈を元に戻す治療を始めます．患者さんが意識消失した場合はもちろんのこと，「胸を叩かれた感じがする」「心臓がドーンといった」などの症状が出現した場合は致死性不整脈が起こってICDが作動した可能性があり，病院受診をお勧めします．

● 心臓再同期療法（CRT）

心臓再同期療法（cardiac resynchronization therapy：CRT）もペースメーカー治療の一種です．本来はほぼ同時に収縮する左心室・右心室が同時に収縮しない心室同期障害に対して，両心室に対してペースメーカーリードを留置（左心室リードへは冠静脈洞へ留置）し，ペースメーカーで人工的に両心室の再同期を行い，ポンプ機能を助ける治療法です．CRT植込みの適応はICDと同様に左室駆出率≦35%の低心機能症例で十分や薬物治療が行われている症例，かつ洞調律で心電図検査における脚ブロック（左脚ブロックでQRS幅120ミリ秒以上，あるいは非左脚ブロックでQRS幅150ミリ秒以上）を認める症例です．植込み適応がよく

似ていることから，CRT 植込みを行う場合には ICD 機能も備えた CRT-D 植込みを行うことが一般的です.

●補助人工心臓（LVAD）

補助人工心臓（left ventricular assist device：LVAD）は，上記薬物治療・非薬物治療に対し抵抗性の重症心不全症例に対して考慮される治療法です.左心室から血液を吸引し大動脈に送血することで，左心室機能の補助を行う機械です.体外式 LVAD と植込型 LVAD の 2 種類がありますが，在宅療養を送ることができるのは植込型 LVAD の患者さんのみです（図 3）.2001 年 REMATCH 試験[2] でその有用性が示されて以降，わが国でも年々植込型 LAVD 症例数は徐々に増加していましたが，あくまで従来は「心臓移植適応」と判定された患者さんのみが受けられる治療法でした.その後，2021 年 5 月から心臓移植適応のない患者さ

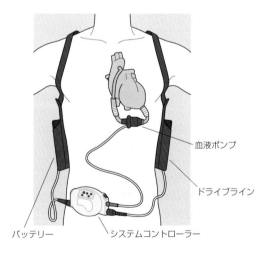

血液ポンプ

ドライブライン

バッテリー　　システムコントローラー

図 3　植込み型左室補助人工心臓（LVAD）

んでも本治療が受けられるよう適応拡大され，重症心不全の治療のひとつの選択肢として LVAD を植込む治療（destination therapy：DT 治療）が注目を集めています．今後地域心不全診療においても実際に目にすることが多くなると予想されます．

● **心臓移植**

　他の治療法では救命・延命が期待できない重症心不全症例には，心不全治療の最終手段として心臓移植が検討されます．レシピエントの年齢は 65 歳未満が望ましいとされています．2023 年の心臓移植件数は 115 例（日本心臓移植研究会まとめ）[3] であった一方で 2024 年 1 月時点において移植希望登録者数は 861 名 [4]，平均待機期間は約 3 年となっており [5]，移植待機問題は解消されているとは言い難い現状です．

● **呼吸補助療法**

　心不全症例では心臓から拍出される血液量が減少することにより，呼吸中枢の調節が不安定になり，中枢型睡眠時無呼吸症候群を起こしやすくなります．心不全に伴う睡眠呼吸障害に対しては，CPAP（持続的陽圧呼吸）や ASV（適応補助換気）という方法でマスクを装着して呼吸を補助します．これら呼吸補助療法は肺のうっ血（血液がたまった状態）を改善したり，心臓の負担を軽くしたり，交感神経の働きを抑えたりする急性効果があります．

● **運動療法（心臓リハビリテーション）**

　慢性心不全患者さんに対する運動療法を含む包括的な心臓リハビリテーションの提供は運動耐容能や QOL を向上させるだけでなく，心不全とすべての原因による再入院率の低下をもたらすことが明らかにされています．また，運動療法によって左室駆出率が改善したり，自律神経機能・

血管内皮機能が改善することも報告されており，薬物治療やデバイスによる治療と並ぶ，心不全の重要な治療のひとつです．

　その他，心不全の原因となる冠動脈疾患，不整脈疾患，弁膜症疾患に対する治療も心不全の非薬物治療として位置づけられます．

●冠動脈疾患に対する治療

　足あるいは手の動脈からカテーテルを挿入し，カテーテルの先端につけた風船やステントを用いて狭くなった血管を拡げる経皮的冠動脈形成術（percutaneous coronary intervention：PCI），冠動脈の狭くなった部分を避けて迂回路（バイパス）をつくる冠動脈バイパス手術があります．これら術後には通常抗血小板薬の内服が必要です．

●不整脈疾患に対する治療

　徐脈性不整脈に対しては上記ペースメーカー治療が考慮されますが，頻脈性不整脈に対してはカテーテルアブレーションが考慮されます．カテーテルアブレーションは不整脈の原因となっている心筋組織をカテーテルを用いて焼き切る，もしくは凍結する治療法です．対象となる疾患は発作性上室性頻拍症，心房細動，心室頻拍症ですが，近年デバイス改良の影響もあり心房細動に対するカテーテルアブレーション成績が向上しています．

●弁膜症疾患に対する治療

　弁膜症疾患に対しては外科手術が一般的です．弁膜症に対する外科手術には患者さん自身の弁やその周囲の形を整える弁形成術と，弁そのものを入れ換える弁置換術があります．弁置換術の場合，機械弁と生体弁があり，機械弁は耐用年数が長い一方で抗凝固薬の内服が一生必要，生体弁は抗凝固薬内服が中止できる一方で耐用年数が10〜15年，

と一長一短があります．近年 TAVI（経カテーテル的大動脈弁留置術），MitraClip®（マイトラクリップ）などカテーテルを用いた低侵襲な手術方法が開発され，わが国でも普及し始めています．

● **先天性疾患に対する治療**

　先天性心疾患に対しては主に乳幼児期にその構造異常に応じた手術治療を受けるのが一般的ですが，本領域でも心房中隔欠損症（ASD）に対するカテーテル閉鎖術，肺動脈狭窄症に対するバルーン・ステント拡張術といったカテーテル治療が登場しつつあります．

文献
1) Anker SD, et al. Empagliflozin in heart failure with a preserved ejection fraction. N Engl J Med 2021; **385**: 1451-1461
2) Rose EA, et al. Long-term use of a left ventricular assist device. N Engl J Med 2001; **345**: 1435-1443
3) 日本心臓移植研究会．日本心臓移植レジストリ
http://www.jsht.jp/registry/japan/〔2024 年 2 月 18 日閲覧〕
4) 日本臓器移植ネットワーク．移植希望登録者数
https://www.jotnw.or.jp/data/ heart.php〔2024 年 2 月 18 日閲覧〕
5) 日本臓器移植ネットワーク．移植希望者の待機年数
https://www.jotnw.or.jp/explanation/07/05/〔2024 年 2 月 18 日閲覧〕

② 心不全に対する薬物療法

a 心不全の薬物療法について [1, 2]

　心不全慢性期の薬物治療は，①息切れやむくみなどの症状を改善する目に見える効果の薬剤と，②目に見える効果はないが心不全悪化や突然死を防いだり生命寿命を延ばす効果がある薬剤があります.

　左室駆出率が低下した心不全（HFrEF）では②で証明された薬剤があり，これらが慢性心不全の基本治療薬です. 左室駆出率が保たれた心不全（HFpEF）では息切れやむくみなどの改善や基礎心疾患，併存疾患の治療が中心でしたが，近年一部の SGLT2 阻害薬が②の効果を示し保険適用になっています. 左室駆出率が軽度低下した心不全（HFmrEF）は，十分な研究がなく個々の症例に応じて治療法を選択する必要があります.

　また，これらの薬剤は，短期的には効果を実感できないため，継続投与していくことが重要です.

b 左室駆出率が低下した心不全の治療薬（基本薬）
（表1）[1, 2]

● アンジオテンシン変換酵素阻害薬（ACE 阻害薬）・アンジオテンシンⅡ受容体拮抗薬（ARB）・アンジオテンシン受容体ネプリライシン阻害薬（ARNI）

≪心不全に対する効果≫

　ACE 阻害薬，ARB，ARNI は血圧を下げ，心臓を保護します. さらに，ARNI は余分な水分を減らし，心臓への負担を軽くする働きがあります.

≪主な副作用≫

　ACE 阻害薬は，投与開始 2〜3 週間以内に空咳（痰がか

表1　左室駆出率が低下した心不全の治療薬（基本薬）

薬剤	薬効・処方目的	特徴	代表的な副作用・対応
ACE 阻害薬 エナラプリル リシノプリル	心保護と血圧降下作用 ・すべての重症度に適応 ・心不全の入院抑制，生命予後の改善	高用量でより臨床的効果が大きく，副作用がない限り増量する	空咳，低血圧，腎機能障害，高カリウム血症，血管浮腫 ・空咳は中止で軽快することが可能 ・単に低血圧では中断しない
ARB カンデサルタン	心保護と血圧降下作用 ・ACE 阻害薬が投与できない場合に使用 ・ACE 阻害薬と同等の臨床的有効性	ACE 阻害薬と同じ	低血圧，腎機能障害，高カリウム血症，血管浮腫 ・高カリウム血症の場合，生野菜を控えるなどカリウム摂取制限食やカリウム吸着薬の使用を考慮する
ARNI サクビトリル・バルサルタン	心保護と血圧降下作用，余分な水分の排出 ・ACE 阻害薬を上回る心不全の入院抑制 ・生命予後改善効果	臨床効果が用量依存的に大きくなるか不明	低血圧，腎機能障害，高カリウム血症 ・ACE 阻害薬から切替時，血管浮腫回避ため，ACE 阻害薬の最終投与から最低 36 時間空ける
β遮断薬 ビソプロロール カルベジロール	心筋収縮力低下，徐拍化作用（交感神経抑制） ・すべての重症度に適応 ・心不全の入院抑制，生命予後の改善 ・頻脈性心房細動を伴う心拍数コントロール	少量から開始し，副作用がなければ維持量は最大用量を目指す	低血圧，徐脈 ・ふらつきやめまいなどの低血圧や徐脈症状の確認が必要 ・単に血圧が低いだけで自己中断すべきではなく，他の降圧薬や徐脈をきたす薬剤の減量を検討する
SGLT2 阻害薬 ダパグリフロジン エンパグリフロジン	糖・水分・塩分の利尿作用，心・腎保護作用 ・左室駆出率が低下した心不全患者，左室駆出率が保たれた心不全患者の両方で心不全悪化および心血管死のリスク低減	糖尿病の合併・非合併かかわらず，使用できる	脱水，正常血糖ケトアシドーシス，尿路・性器感染症 ・消化器症状，倦怠感，排尿痛や瘙痒感などを聞き取り，早期に対応する ・水分摂取は担当医と相談する
MRA スピロノラクトン エプレレノン	カリウム保持性利尿作用，血圧降下作用 ・主に身体活動による自覚症状がある場合で HFrEF 患者の予後改善効果	他の利尿薬と比べ作用は弱く，降圧効果も中程度	女性化乳房（特にスピロノラクトン），高カリウム血症 ・乳房の腫れや乳首の痛みなどを確認する ・高カリウム血症の対応（ARB の欄を参照）

らまない乾いたコンコンという咳）が認められることがあり，軽度の場合は経過観察しながら，ARBへの変更を検討します．めまい，立ちくらみ，頭痛などの症候性低血圧の症状が認められることもあります．血圧の低下だけで導入，漸減を判断せず，他の降圧作用がある薬剤の減量を検討します．腎機能障害をもたらすことがあり，特に高カリウム血症（初期症状は現れず，筋力低下や不整脈）に注意が必要です．その他に血管浮腫（口やのどの違和感や腫脹，重症化すると呼吸困難）にも注意します．

● β遮断薬

≪心不全に対する効果≫

　β遮断薬は交感神経を抑えて，心臓を休ませる働きがあります．β遮断薬は，少量から開始し，少しずつ増量することで効果が大きくなることが知られています．

≪主な副作用≫

　心不全が増悪しないか観察します．低血圧や徐脈，これらに伴うめまい，息切れ，倦怠感などの有無を観察します．慢性閉塞性肺疾患や喘息を合併する場合は，呼吸器症状の観察が必要です．

● ナトリウム・グルコース共輸送体2阻害薬（SGLT2阻害薬）

≪心不全に対する効果≫

　SGLT2阻害薬は糖尿病の薬ですが，糖といっしょに余分な水分や塩分を体外に排出する作用を持つため，心不全の治療薬として投与されることがあります．

≪主な副作用≫

　脱水による起立性低血圧，全身倦怠感に注意するほか，正常血糖ケトアシドーシスによる腹痛，嘔吐，吐き気，尿路および性器感染症による尿路，性器のかゆみや排尿痛が認められることがあります．

● ミネラルコルチコイド受容体拮抗薬（MRA）

≪心不全に対する効果≫

利尿作用や降圧作用とともに心臓を保護します．

≪主な副作用≫

高カリウム血症に注意が必要です．また，特にスピロノラクトンでは女性化乳房（男性における乳房の腫大や乳首の痛みなど）があります．

● 心不全治療における "ファンタスティック 4"

左室駆出率が低下した心不全患者では，ACE 阻害薬/ARB/ARNI，β遮断薬，SGLT2 阻害薬，MRA の 4 剤は，死亡率や再入院のリスクを低下させる効果が期待される基本薬として推奨されており，「ファンタスティック 4」と呼ばれています（図 1）．

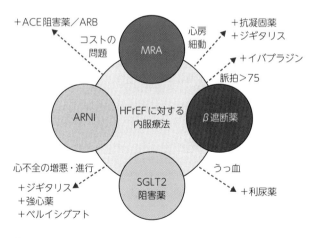

図 1　ファンタスティック 4

C 左室駆出率が低下した心不全の治療薬 (併用薬) (表2)[1, 2]

●利尿薬

≪心不全に対する効果≫

　体の余分や水分を尿として排出させます．むくみや息苦しさなど，うっ血による症状を改善させ，心臓の負担を減らします．

≪主な副作用≫

　低カリウム血症は不整脈を起こしやすく，ジギタリス製剤と併用している場合はジギタリス中毒の症状に注意が必要です．バソプレシン V_2 受容体拮抗薬は抗ナトリウム血症 (初期症状は口渇) に注意が必要です．超高齢者や自分で飲水ができない患者は投与を避けることがあります．

●I_f チャネル阻害薬 (HCN チャネル阻害薬)

≪心不全に対する効果≫

　心拍数を下げることにより心臓を休ませ，心臓の機能の維持，回復につなげます．血圧に影響せず，心拍数低下作用が期待できるのが特徴です．

≪主な副作用≫

　徐脈性不整脈を有する場合は投与を避け，症候性徐脈 (50/分以下) や血圧低下 (収縮期血圧 90 mmHg 以下) では減量や中止を考慮します．また，心房細動を発症した場合は投与中止の検討が必要です．

●可溶性グアニル酸シクラーゼ (sGC) 刺激薬

≪心不全に対する効果≫

　cGMP 産生を促進し心筋や血管障害を抑制します．

≪主な副作用≫

　低血圧が認められることがありますが，収縮期血圧が 90 mmHg 以上かつ 100 mmHg 未満の場合は用量を維持し，90 mmHg 未満になる場合は，用量の調整や中断を検

表2　左室駆出率が低下した心不全の治療薬（併用薬）

薬剤	薬効・処方目的	特徴	代表的な副作用・対応
利尿薬	余分な水分を尿から排出させる		低カリウム血症，低ナトリウム血症，脱水，低血圧，腎機能障害
ループ利尿薬 フロセミドなど	・うっ血に基づく息苦しさやむくみなどを軽減する ・慢性投与は増量するほど予後不良．長時間作用型のトラセミドなどへ変更も考慮	利尿（強） 降圧（小） カリウム低下 ナトリウム低下	・下痢や発汗増加時にはさらに注意が必要 ・低カリウム血症時はカリウム食，カリウム製剤，RAA系抑制薬の併用など検討
サイアザイド系利尿薬 トリクロルメチアジド	・フロセミド抵抗性が出現時，併用を検討	利尿（弱） 降圧（大） カリウム低下 ナトリウム低下	・ループと同様の副作用だが，より顕著に出現
バソプレシンV₂受容体拮抗薬 トルバプタン	・長期予後の改善効果は不明だが，長期的なうっ血コントロールするうえで再入院，低ナトリウム血症，腎機能増悪予防に有効	利尿（強） 降圧（小） カリウム不変 ナトリウム上昇 腎障害少ない	・高ナトリウム血症，医師の指示のもと適度な飲水が必要 ・口喝症状を確認する
カリウム保持性利尿薬（MRA） スピロノラクトン エプレレノン	・心保護薬としての役割が大きいが，フロセミド抵抗性の場合や低カリウム血症の予防に有効	利尿（弱） 降圧（中） カリウム上昇 ナトリウム不変	・基本薬 MRA 参照
I_f チャネル阻害薬 イバブラジン	心拍数の減少作用 ・洞調律の患者に対して，心不全増悪による入院および心血管死を抑制	心収縮や血圧に影響せず，純粋な心拍数低下作用をする	低血圧，徐脈，光視症，霧視，心房細動 ・症候性徐脈や血圧低下では，減量や中止を考慮 ・眼の症状は投与3ヵ月以内に起きやすい
ジギタリス製剤 ジゴキシン	弱い強心作用，心拍数減少作用 ・頻脈性心房細動を合併する心不全患者の心拍数コントロール目的 ・洞調律の患者に投与で心不全増悪による入院を抑制するが，予後は改善しない	β遮断薬が禁忌の場合に用いられることがある	ジギタリス中毒（不整脈，消化器，神経症状） ・腎機能障害や高齢者では中毒の出現高い ・低カリウム血症，低マグネシウム血症，甲状腺機能低下症でリスク増

表2　つづき

抗不整脈薬 アミオダロン	抗不整脈作用，交感神経抑制作用 ・致死的不整脈に対する再発予防効果．ICD 植込み後の不快な ICD 作動の減少 ・発作性心房細動を伴う患者に対する洞調律維持や心拍数コントロール目的	半減期が長く体内に蓄積しやすい 咳や倦怠感，視覚異常などの症状確認が必要	甲状腺機能異常，間質性肺炎，肝機能異常，角膜色素沈着 ・甲状腺機能や血中 KL-6 濃度を測定して早期発見が重要
経口強心薬 (PDE-Ⅲ阻害薬) ピモベンダン	強心作用と末梢動脈の血管拡張作用 ・予後を悪化させず，心事故発生率を低下させ，運動耐容能を保つ効果があり，左室駆出率が低下した心不全の予後改善効果は不明	低心機能だけで，無症状の患者には適応がない	催不整脈作用 ・心室性不整脈の出現が高いためモニターを行う ・β遮断薬を併用すると有害事象が減少
sGC 刺激薬 ベルイシグアト	心筋および血管障害の抑制 ・主に身体活動による自覚症状がある場合で標準的治療薬を導入している患者に，追加投与で心血管死または心不全入院リスクを低下	重症度の高い患者に追加投与で使用できる	低血圧 ・収縮期血圧が 90 mmHg 未満になる場合，用量調整や中断が必要

討します.

● **ジギタリス製剤 (ジゴキシン)**

　　《心不全への効果》

　　頻脈性心房細動を合併する心不全患者の心拍数をコントロールする目的で用います.

　　《主な副作用》

　　ジゴキシン中毒の症状として，徐脈あるいは頻脈，無気力，吐き気や食欲不振などの消化器症状の観察が必要です. 特に，腎機能障害時や高齢者，低カリウム血症，低マグネシウム血症，高カリウム血症などジゴキシン感受性が高

まっている状態では中毒を起こしやすく，症状の観察が重要です．

● 経口強心薬（PDE-Ⅲ阻害薬）
≪心不全に対する効果≫
　心臓の筋肉に作用し，心臓のポンプ機能を強くします．また末梢動脈の血管拡張作用も有します．
≪主な副作用≫
　不整脈，特に心室性不整脈に注意が必要です．β遮断薬との併用により有害事象が減少することがわかっており，できる限り併用します．

● アミオダロン
≪心不全に対する効果≫
　心臓の異常な興奮を抑えて，脈の乱れを整える薬です．心室頻拍や心室細動などの致死性不整脈のリスクがある心不全患者に対し，再発予防効果を期待して投与されます．
≪主な副作用≫
　甲状腺機能異常，間質性肺炎（息切れ，咳など），角膜色素沈着，肝機能異常があります．

d その他の代表的な併存症の治療

● 抗凝固薬（ワルファリン，直接作用型経口抗凝固薬（DOAC）：ダビガトラン，リバーロキサバン，アピキサバン，エドキサバン）
≪心不全に対する効果≫
　心房細動を合併する患者に投与され，血液を固まりにくくすることにより，血栓による塞栓症を予防します．
≪主な副作用≫
　ワルファリンの投与中は，血液の凝固能の指標であるプロトロンビン時間に注意が必要であり，延長した場合は投

与を中止し，拮抗薬のビタミンＫを投与することがあります．また納豆などのビタミンＫを多く含むものは摂取しないよう説明します．また，ワルファリンは消炎鎮痛薬，アスピリン，抗菌薬と併用すると，出血傾向が高まることがあります．一方 DOAC は，ワルファリンのような薬物相互作用が少なく，ビタミンＫを含む食物の摂取も問題ありませんが，僧帽弁狭窄症合併例や人工弁（機械弁）の患者にはワルファリンを投与します．

●抗血小板薬（アスピリン，クロピドグレルなど）

≪心不全に対する効果≫

　心不全の基礎疾患に虚血性心疾患を持つ患者に対し，血小板の凝集を妨げ，再発を予防します．

≪主な副作用≫

　出血リスク（あざ，鼻血，歯肉出血，黒色便など）に注意が必要です．手術や内視鏡検査などを受ける場合は休薬の有無を確認するとともに，歯科受診時は医師に相談します．

文献

1）日本循環器学会（編）．心不全療養指導士認定試験ガイドブック，第 2 版，南江堂，2022
2）日本循環器学会/日本心不全学会合同ガイドライン：急性・慢性心不全診療ガイドライン（2017 年改訂版）

6 心不全の悪化を防ぐために必要な管理

　慢性心不全の悪化を防ぐために必要な管理は多岐にわたりますが，「セルフモニタリングによる増悪サインの早期発見」，「適切なセルフメンテナンス」の二本柱になります．本項ではこれら心不全悪化を防ぐための二本柱について概説します．

a セルフモニタリングによる増悪サインの早期発見

　セルフモニタリングという用語は元来，臨床心理学や認知心理学分野において，「自分のとっている行動とそれに対する相手の反応や感じ方をチェックしながら，相手に反応すること」と定義され，心理学的に自己の現在の状態を観察・記録あるいは管理・評価するという意味で用いられてきました．2000年代より同用語は心不全の分野でも用いられるようになり，身体的な心不全症状を自身で把握するという意味合いを含む用語になっています．心不全管理のために必要なセルフモニタリング項目としては以下のものがあげられます．

【客観的身体症状の変化】
- 体重増加の有無　　・血圧の変化
- 脈拍の変化　　　　・尿量の変化

【主観的身体症状の変化】
- 息切れ（呼吸苦）　・浮腫　　　・倦怠感（疲労感）
- 咳嗽　　　　　　　・不眠　　　・身体活動の変化

【体調管理の状況】
- 水分の摂取状況　　・塩分の摂取状況
- 内服の継続　　　　・治療の継続　　・運動の継続

　適切なセルフモニタリングの実現のためには，次章以降で詳述する心不全手帳が有用です．心不全手帳を用いたセルフモニタリングを行うことで，患者さん自身が自分の病気に対する意識を高め日々の心不全管理の質が向上すること，心不全増悪時の身体症状の変化を早期発見すること，またその情報を医師や看護師などの医療従事者と共有することで早期の治療に役立てることなどが期待できます．地域によってはこれらセルフモニタリング指標を数値化しその数値に応じて病院受診を勧告するなど，セルフモニタリングを病診連携（病院と診療所の連携）につなげる活動が行われています．

　一方で，心不全増悪時の症状変化を主観的に評価することは容易ではなく，たとえば咳嗽や不眠，起座呼吸は肺うっ血症状のひとつであるにもかかわらず，患者さん自身は心不全症状と捉えていない場合があります．さらに心不全患者さんの高齢化に従って，認知機能の低下から自身でセルフモニタリングを行えない症例が増加しています．このようなケースでは，患者さんのご家族と医師・看護師・介護福祉士など多職種が連携を図り，患者さんに代わってセルフモニタリングを行うことが重要です．また，多岐にわたるセルフモニタリング項目が患者さんや介護者の負担感につながるケースもあります．こういった場合は，体重測定だけでも行ってもらうなど，「まずはできることから始める」姿勢が大切です．

b 適切なセルフメンテナンス

●内服管理

適切な内服管理は，慢性心不全の維持・管理にとても大切です．患者さん・ご家族の自助努力が必要なことはいうまでもありませんが，認知機能が低下した高齢心不全症例が増え続けるリアルワールドにおいてはそれだけでは不十分です．医療介護従事者ができる服薬サポートには以下のようなものがあげられます．

①多職種による服薬サポート：真の意味で患者さんの服薬サポートを行うには，医療・介護従事者がそれぞれの立場でできるサポートを行うほか，多職種で連携することが不可欠です（図1）．なかでも薬剤師が果たす役割は大きいと考えられます．薬剤の一包化・管理，医師への疑義照会

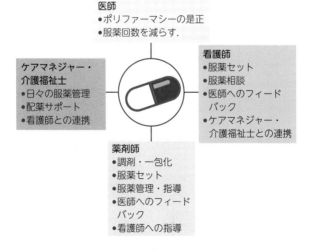

医師
- ポリファーマシーの是正
- 服薬回数を減らす．

看護師
- 服薬セット
- 服薬相談
- 医師へのフィードバック
- ケアマネジャー・介護福祉士との連携

ケアマネジャー・介護福祉士
- 日々の服薬管理
- 配薬サポート
- 看護師との連携

薬剤師
- 調剤・一包化
- 服薬セット
- 服薬管理・指導
- 医師へのフィードバック
- 看護師への指導

図1 多職種による服薬サポート

（処方の間違いを指摘したり，処方日数調整を行う），内服薬のセット，服薬指導，服薬後のフィードバックなどを薬剤師が実際に患者さんのお宅で行う居宅療養管理指導（訪問薬剤）が介護サービスの一環として認められており，今後こういったサービス利用の増加が見込まれます．

　②ポリファーマシーの是正：高齢心不全患者さんでは複数の慢性疾患や便秘症，不眠症などを抱えていることが多く，このような患者さんでは内服薬の数が必然的に増えています．たくさんの内服薬を服用している状態はポリファーマシーと呼ばれており，わが国では内服薬を6剤以上服用しているケースがそれに該当します．ポリファーマシー症例では薬剤有害事象（広い意味での薬の副作用）が起こりやすくなることが知られており[1]（図2），必要最低限の内服処方を主治医が心がける，または主治医に依頼することが大切です．

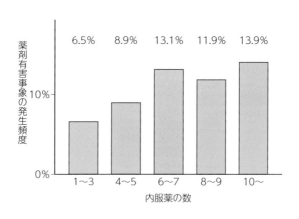

図2　ポリファーマシーによる薬剤有害事象の発生頻度

● バランスのよい食事

心不全治療においては塩分・水分管理を含めたバランスのよい食事摂取が必要です．心不全患者さんの減塩目標については，1日6g未満で概ねコンセンサスが得られていますが，高齢者では塩分制限が食欲不振の原因となることもあり，無理のない範囲で減塩を目指すことが重要です．水分管理に関して，大多数の心不全患者さんでは水分摂取制限は必要ないということはあまり知られておらず，「心不全患者さん＝水分制限」というイメージを持っている医療・介護従事者も少なくありません．水分摂取制限が必要となるのは，重症心不全症例で希釈性低ナトリウム血症をきたしている場合や，自由水の摂取過剰（塩分を摂らずに水ばかり飲んでいるなど）がある場合です．特に高齢者に対して安易な水分制限は脱水を助長することになるため，注意が必要です．

また，特に高齢者においてはフレイル予防の観点からも適当なカロリー摂取，栄養バランスの取れた食事摂取が大切です．

【心不全患者さんの塩分・水分摂取目安】
①塩分：1日6g未満（無理のない範囲で）
②水分：一部の症例を除き，摂取制限は不要．
1日の水分摂取量の目安：体重(kg)×30〜35(mL)

● その他のセルフメンテナンス

内服・食事管理以外のセルフメンテナンスとしては，適度な運動（安静にし過ぎない・過活動になり過ぎない）や手洗い・うがいや状況に応じたマスク着用などの感染予防，適度な飲酒，禁煙などがあげられます．

文献

1) Kojima T, et al. High risk of adverse drug reactions in eld-erly patients taking six or more drugs: analysis of inpa-tient database. Geriatr Gerontol Int 2012; **12**: 761-762

第 II 章

心不全に必要な
管理と方法

1　日常生活の管理方法

① バイタルサインの測定

a　バイタルサインとは

　生命徴候とも呼ばれ，一般的には体温，脈拍，血圧，呼吸を指します．バイタルサインを測る目的は，「生命の危機的状況の把握」と「状態変化の把握」です．ケアしている患者さんに「異常があるのでは？」と疑ったときには，バイタルサインの測定を実施しましょう．また，主治医から患者さんそれぞれに異常値が設定される場合があります．ケアする側は，患者さん個々の異常値を把握し，測定値を評価することが必要です．

b　血圧・脈拍・呼吸の測定方法

● 血圧
　①測定する位置：上腕部；心臓の高さに近い上腕部での測定値が，最も安定しています．
　②測定時の条件
　・朝：起床後 1 時間以内，排尿後，朝の服薬前，座った姿勢で 1〜2 分間安静にしたあと．
　・晩：就床前（飲食や入浴のあと），座った姿勢で 1〜2 分間安静にしたあと．
　※歩いたり，飲食したりすると血圧は上昇します．血圧測定時には椅子などに腰かけ，体の力を抜いて 1〜2 分間安静にしてから測定します．
　※医師の指示によっては，夕食前などの測定もあります．
　③測定回数：朝晩各 1 回以上．

※医師の指示によっては複数回測定し，平均値を記録することもあります．

④**記録の重要性**：毎日の測定値は心不全手帳などに記録しておきます．

● **脈拍**

橈骨動脈で測定する場合（図1）：左手の母指のつけ根のすぐ下にある橈骨動脈に，右手の第2指（示指）・第3指（中指），第4指（薬指）の3本の指を添えて，拍動を確認します．

　＊**自己検脈の重要性**[1]：患者さんが自己検脈により自分の脈拍を把握し，日常生活における安静時や運動時の脈拍の異常，心不全症状の悪化時の症状や徴候に早期に気づき，対処したり，医療者に連絡をとることができます．

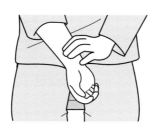

図1　脈拍の測定

● **呼吸**

呼吸を測っていることを意識させずに，「吸って吐く」を1回として，胸部や腹部の動きをみながら1分間測定します．

C 血圧・脈拍・体温・呼吸の正常値

●血圧（表1）

表1　成人における血圧値の分類

分類	診察室血圧（mmHg）			家庭血圧（mmHg）		
	収縮期血圧		拡張期血圧	収縮期血圧		拡張期血圧
正常血圧	< 120	かつ	< 80	< 115	かつ	< 75
正常高値血圧	120〜129	かつ	< 80	115〜124	かつ	< 75
高値血圧	130〜139	かつ/または	80〜89	125〜134	かつ/または	75〜84
Ⅰ度高血圧	140〜159	かつ/または	90〜99	135〜144	かつ/または	85〜89
Ⅱ度高血圧	160〜179	かつ/または	100〜109	145〜159	かつ/または	90〜99
Ⅲ度高血圧	≧ 180	かつ/または	≧ 110	≧ 160	かつ/または	≧ 100
（孤立性）収縮期高血圧	≧ 140	かつ	< 90	≧ 135	かつ	< 85

（日本高血圧学会高血圧治療ガイドライン作成委員会（編）：高血圧治療ガイドライン 2019，日本高血圧学会，2019: p.18 [表 2-5] より許諾を得て転載）

●脈拍
- 正常：50〜100 回/分
- 徐脈：おおよそ 50 回/分以下
- 頻脈：おおよそ 100 回/分以上

●体温
- 36〜37℃程度（成人：腋窩（わきの下）での測定）

● 呼吸
  ・12〜20 回/分（成人）

d どのようなときにバイタルサインを測定する必要があるか

測定のタイミングとして，以下のような状況があげられます．

①初回対応時（入院時・初診時など）：患者さんの全身状態を把握するために測定します．

②毎日決まったタイミング：バイタルサインの変化を把握するために，毎日，可能な限り同じ条件，同じ頻度で測定します．

③ケアの前後：ケアをする前に，これから行うケアが患者さんの状態に適しているか判断するために測定します．ケアしたあとは，患者さんの状態に変化がないか確認するために測定します．

④状態が変化したとき：患者さんの状態を速やかに把握し，適切な対応を取るために測定します．

※日頃から，体温，脈拍，血圧を測定し，記録しておくことは，異常の早期発見につながります．

文献

1) 池亀俊美. 自己検脈の援助. 看護学テキスト NiCE 成人看護技術, 第 3 版, 南江堂, p.305, 2022
2) 日本高血圧学会. 高血圧治療ガイドライン 2019, ライフサイエンス出版, 2019

Ⅱ 心不全に必要な管理と方法

② 心不全患者に必要な食事の管理

a 心不全の栄養管理

　心不全は心臓のポンプ機能の低下により全身に血液が送り出せない状態をいいます．その状態を緩和するためには心臓の負担を軽減させることが必要になります．

　人間の体は，血液を含めた体液のナトリウム濃度を一定に保っています．しかし，食塩の多い食事を摂り続けると血液中のナトリウム濃度が高くなり，体内では血液の浸透圧を保つために水分を引き込もうとします．水分を引き込むと体液貯留につながるだけでなく，循環血液量が増大するため，結果的に心臓の仕事量を増やして負担をかけてしまうことになります．

　また，循環血液量が増えることで通常よりも多い血液が血管を流れるため血圧上昇を招きます．

　このような理由から心不全患者の栄養管理において減塩は必須とされますが，それには食欲が保たれ食事摂取量が維持できていることが前提となります．

　心不全患者では基礎代謝が亢進しており，健常人に比べて安静時のエネルギー消費量が増加しています．そのため，適切な栄養摂取が求められますが，過度な減塩で食欲不振をきたし低栄養を招くようでは本末転倒となります．

　低栄養や食欲不振がみられる場合は，まずそれらの改善を優先し慎重に減塩を実践していくことが重要です．

b 心不全の減塩管理

　心不全の再入院の原因で最も多いのが「食塩・水分制限の不徹底」と報告されています[1]．また，食塩摂取量が少ない患者のほうが心不全再入院率が低いという報告もあり[2]，

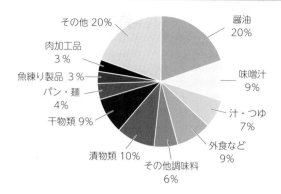

**図1 日本における食塩の摂取源と寄与割合
　　　（INTERMAP 日本）**

[Arcand J, et al. Am J Clin Nutr 2011; 93: 332-337 [2)] を参考に作成]

心不全における減塩管理はとても重要です.

　しかし，長年培ってきた食生活を変えるのは容易ではなく，効果的な減塩を得るためには患者のライフスタイルに合わせた介入が必要です.

　そもそも和食文化の日本では，醤油や味噌の使用量が多く，日常で味噌汁を飲んだり漬物や干物などの保存食を食べる習慣が根づいています.

　そのため，食塩摂取量は上がりやすくそれらが食塩過剰摂取の起因となりますが（図1），逆から捉えると，食塩の摂取源である調味料の使い方と加工品の食べ方を意識するだけでも減塩につながるといえます.

　まずは何が原因で食塩の過剰摂取につながっているのかのアセスメントをし，本人の理解度，調理の適否，家族の協力の有無などを確認します.

　そのうえで次のポイントを参考に介入を進めます.

●ポイント1「目に見える食塩を減らす」

　調味料，汁物，加工品などの食塩の過剰摂取になりやすい食品や食材を減らすことでできる減塩です．これは目の前の食塩の多い食品を減らせばできる減塩なので，わりとわかりやすく取り組みやすいのが特徴です．

　調味料は使えば使うほど，加工品は食べれば食べるほど食塩摂取量も増加します．特に調味料は最初にかけ（つけ）過ぎるとあとから取り除くことはできません．

　調味料は"引き算"ができないことを認識し，少量から"足し算"していく方法を覚えることが重要です．

●ポイント2「知らずに摂っている食塩を減らす」

　外食や中食（惣菜）などに含まれる食塩を減らすことでできる減塩です．外食や惣菜は何にどれだけの調味料が使われているのかがわかりづらいため，自分では気づかないうちに過剰摂取につながってしまいます．

　万人受けするように調理されているものは，基本的に味つけは濃いということを念頭に置き，食べ方や選び方を知っておくことが必要となります．

●ポイント3「調理の工夫で余分な食塩を減らす」

　調理過程で余分な塩分を減らすことでできる減塩です．下調理などの過程で使うことも多く，それが食塩過剰摂取になりかねません．

　調理能力があるまたは調理者がいることが前提になるので，やや難易度が上がりますが，これができれば減塩の幅が利き食べられるものの許容も広がります．

文献

1) Tsuchihashi M, et al. Clinical characteristics and prognosis of hospitalized patients with congestive heart failure--a study in Fukuoka, Japan. Jpn Circ J 2000; **64**: 953-959
2) Arcand J, et al. A high-sodium diet is associated with acute decompensated heart failure in ambulatory heart failure patients: a prospective follow-up study. Am J Clin Nutr 2011; **93**: 332-337

Ⅱ 心不全に必要な管理と方法

③ 買い物の仕方・食品の選び方

a 調味料，汁物，加工品の食塩

　Ⅱ章-1-②のポイント1の「目に見える食塩を減らす」を実践すると，必然的に減塩につながる買い物，食品選びができるようになります．

　1日の食塩摂取量は6g未満が目安です．

● 調味料（表1）

- 刺身や寿司の醤油，餃子や天ぷらなどのたれやつゆは意識して少量にします．
- 減塩調味料に切り替えます（醤油，味噌，麺汁，だし，コンソメなど）．

表1　調味料の食塩相当量

食品名		食塩量
醤油	大さじ1	2.6g
味噌	大さじ1	2.3g
コンソメ	固形1片 4g	2.2g
ウスターソース	大さじ1	1.5g
減塩醤油	大さじ1	1.4g
ポン酢	大さじ1	1.3g
和風だしの素	小さじ1	1.3g
中華だしの素	小さじ1	1.3g
中濃ソース	大さじ1	1.0g
ケチャップ	大さじ1	0.5g
マヨネーズ	大さじ1	0.3g

［文部科学省．日本食品標準成分表2020年版（八訂）を参考に作成］

- 同じ調味料でも食塩の少ないものを選びます.
※例：ソースはウスターより中濃にする，ドレッシングは一番食塩量の多いノンオイルは避ける，など…

●汁物
- 汁物は1日1回を目安にします.
- 1回量を調整し具沢山にして汁を減らします.
- あらかじめ器やお椀は小さいものを選び容量を減らします.
- ラーメンやうどんなど麺の汁は必ず残すようにします.

●加工品（表2）
- 漬物などのご飯のお供は極力控えます.
- 食肉加工品，練り製品，干物などは摂取頻度と摂取量を考えます.

表2　加工品の食塩相当量

食品名		食塩量
梅干し	1個 20g	2.2g
塩鮭	1切れ	1.5g
たくあん	3切れ	1.0g
ガリ（甘酢生姜）	30g	1.0g
紅ショウガ	15g	1.0g
たらこ	1/4腹 20g	0.9g
キムチ	30g	0.8g
ハム	1枚 20g	0.6g
ちくわ	1本 30g	0.6g
ソーセージ	1本 25g	0.5g
かまぼこ	1切れ 20g	0.5g

［文部科学省．日本食品標準成分表 2020 年版（八訂）を参考に作成］

- ハムやソーセージなどの加工品は切り込みを入れ，ゆでて塩抜きします．
- 同じ加工品でも食塩量を確認して食塩の少ないものを選びます．
※例：チーズは食塩の少ないモッツァレラを選ぶ，など…

b 外食や惣菜に含まれる食塩

　Ⅱ章-1-②のステップ２の「知らずに摂っている塩分を減らす」では，外食時や惣菜を買って食べる際の選び方や食べ方に注意を促します．

● 食べ方の工夫
- たれやソースは最初から全部かけず少量ずつをつけながら使います．
- 器に残った余分なたれやソース，あんかけのあんなどは必ず残します．
- インスタントの汁物はあらかじめ素を半分にして使います．
- 盲点になりやすい添えの佃煮，紅ショウガ，寿司のガリも残します．

● 選び方の工夫
- 丼物は上からたれや煮汁がしっかりかかっており，その汁をご飯が吸ってしまうのでなるべく避けるようにします．
※例：かつ丼よりとんかつ定食を選ぶ
- おろしそばや天つゆのなかに入れる大根おろしは，麺つゆや天つゆをしっかり吸い込むので注意します．その他，ポン酢に大根おろし（おろしポン酢）も危険です．

- 天ぷらそばなどは天ぷらの衣が麺つゆを吸い込むので別盛で注文します.
- パンには食塩が含まれているので主食を選ぶ際にはご飯にします.

④ 食品ラベルの見方

　包装容器に入っている加工食品には栄養成分表示がされています.

　表示には食塩相当量の記載も義務づけられているため,必ず表示を確認するようにします.

　その食品にどれだけの食塩が含まれているかを知ることはとても大切です.

　表示を確認する際には 100 g または 100 mL あたりの食塩相当量（表 1）なのか,内容あたりの食塩相当量（表 2）なのか,注意を払って確認します.

　ナトリウム表記がされている場合もあるので,換算式を知っておくと便利です.

$$食塩相当量(g) ≒ ナトリウム量 (mg) \times 2.54 \div 1000$$

$$食塩相当量 1 g ≒ ナトリウム 400 mg$$
$$食塩相当量 0.25 g ≒ ナトリウム 100 mg$$

表 1　栄養成分表示（100g あたり）

エネルギー	243kcal
たんぱく質	17.6g
脂質	11.0g
炭水化物	18.4g
食塩相当量	11.1g

表 2　栄養成分表示　1 缶分（130g）あたり

エネルギー	68kcal
たんぱく質	11.1g
脂質	1.0g
炭水化物	3.4g
食塩相当量	2.1g

⑤ 塩分の少ない食事の調理方法

　Ⅱ章-1-②のポイント 3 の「調理の工夫で余分な塩分を減らす」ことに着目します.
　調理中の余分な食塩を減らせば，その分の調味料を味つけに使うことができます.

●香味野菜・香辛料などを活用する

　ミョウガやシソ，生姜やニンニクなどの香味野菜は香りが強いため，薬味や下味に使うと味に深みが出て調味料を減らすことができます.
　また，ワサビやからしなどの辛みやゴマや油脂の風味の活用で，つけだれや醤油を減らすこともできます.
　その他，胡椒や唐辛子，カレー粉のような香辛料やスパイスは，刺激となって薄味でも味が引き締まります.　また，下味にも使えます.

●酸味を活かす

　レモン汁や酢などの酸味は薄味を補い，旨味を引き出す効果があります.
　レモンやすだちなどの柑橘類のクエン酸は塩味と相性がよいので揚げ物や焼き物などに添加するのに適しており，酢の酢酸は旨味と相性がよいので汁物に少し加えるとその分の調味料を控えることができます.

●下調理での塩は使わない

　塩もみや塩ゆでは食材の脱水や発色に役立ちますが，必ずその分の食塩が食材に入り込んでしまいます.
　野菜の塩もみは酢で代用しても十分に脱水できます.　パスタや野菜の下ゆでも塩を添加する必要はありません.

Ⅱ　心不全に必要な管理と方法

●甘味や旨味のある食材を使う

　　加熱で甘味や旨味の出る食材を選びます．南瓜やさつま芋，玉葱などを食材に選んで味のアクセントにしたり，アミノ酸を含んでいるトマトを使ってその旨味を活用すると調味料が減らせます．

　　また，グアニル酸を含むキノコ類やイノシン酸を含むかつお節の活用も効果的です．

●調味料の引き算をし，少ない調味料を最大限に活かす

　　加工品を使ったらその分の調味料を減らすようにします．煮物に練り製品を使ったらその分の醤油を差し引く，サラダにハムを使ったらドレッシングを減らす，などです．

　　また，少ない調味料を有効的に使うために，ひとつの食材に集中して味つけするのもひとつの方法です．たとえば焼きそばなど，具材は胡椒のみで味をつけ，ソースは麺にだけ使い，あとで具材と混ぜると，調味料が分散されていないので味をしっかり感じることができます．

●食塩 0g レシピを持っておく

　　食塩をまったく使わない副菜を用意すれば，その分の調味料を主菜に回せます．たとえば酢の物など，食材は酢で脱水し，二杯酢（酢と砂糖 1：1）で和えれば簡単に食塩 0g の 1 品ができあがります．

⑥ 減塩ができない患者への支援方法

　どうしても減塩ができない場合，何が妨げになっているのかをアセスメントします．心不全患者の減塩は，食事摂取量が保たれているなど状態が安定していて心不全が代償されているときに身につけておくことが重要です．

　減塩が難しいと感じているなら Ⅱ章-1-②のポイント 1 からの介入を試み，ひとつひとつできることを増やしていくことが大切です．

　「これならできそうという」という気持ちを促すために，具体的な数値を示し減塩の効果やその恩恵を感じられるようにするも介入の一助となります．

> 【具体的な数値を示した伝え方の例】
> - ラーメンの汁を残すだけで 5〜6 g（1 日分の目標食塩摂取量と同等）も減塩できます．
> - たれやソースを残せば 0.3〜1.0 g 減塩できます．1 日 3 食で行えば 1〜3 g もの減塩になります．
> - つける醤油やたれを減らせば，普段の 1/3〜1/5 の食塩カットにつながります．
> - 味噌汁を半分残す，インスタントの汁の素を半分減らすと，0.7〜1.0 g も減塩できます．
> - ガリ（食塩 0.5〜0.6 g/小皿）を残せば，その分で寿司を 3 貫（食塩 0.2 g×3）食べることができます．
> - 調味料はかけるのではなくつけるようにすると食塩量は約半分になります．

　なるべく前向きな言葉を使い「これを食べたら心不全が増悪する」と伝えるのではなく，「減塩を実践すれば今の状態を維持できる」という伝え方をします．

　そして，その後に実践に対するモニタリングを行うことが大切です．たとえば夜間尿の回数が減った，浮腫が減ったなどの変化があれば，それを成功体験としてモチベーション維持につなげていくのもひとつの方法です．

⑦ 買い物ができない患者に利用できるサービス

●宅配弁当の導入を勧める

　宅配弁当などの配食サービスは1日1食でも利用することで，バランスのよい栄養摂取ができ，減塩をはじめ適切な栄養管理につながります．また，調理や買い物の負担が軽減することで過活動のリスクも減少し，食事管理も行いやすくなります．

　宅配弁当には，1食だけでも安否確認を兼ねて届けてくれるものや，1週間分などをまとめて冷凍で届くものなどがあります．

　業者によっては介護保険の認定を受けていると，負担額が減額になる場合もあるので確認するようにします．

　また，地域によっては移動スーパーや生協やコンビニなどの宅配サービスも実施していることもあるので併せて確認するとよいです．

　ネットスーパーの活用も有効でしょう．

●ヘルパーの導入を検討する

　介護サービスでヘルパーによる買い物や調理の導入を視野に入れます．

　ただし，介護度や同居家族の有無などによっても使えるサービスの範囲が異なるため，担当のケアマネジャーなどに相談することが必要です．

●介護タクシーでいっしょに買い物に行く

　自力で歩いて買い物に行くのが難しい方でも，介護タクシーの利用で介助者がいれば，負担なくいっしょに行って，自分で選んで買い物することができます．

⑧ 低栄養の患者の食事

　低栄養は身体機能の低下，筋肉量の低下を招き，QOL の低下の原因になります．日々の食生活で低栄養の予防に心かけます．食欲がない場合には食べやすいものを優先的に摂取するよう促すことも必要です．

● 低栄養の原因
　加齢，独居，貧困，認知機能障害，嗅覚・味覚障害，食欲低下，口腔内の問題，摂食・嚥下障害，消化管の問題．

● 低栄養が及ぼす影響
　体重減少，筋肉量の減少，身体機能の低下，免疫機能の低下，創傷治癒遅延など．

● 低栄養を予防する食生活
- バランスのよい食事（図 1）を摂る．
- 一日 3 食摂り，欠食を避ける．
- たんぱく質を十分に摂取する．
- 油脂類の摂取が不足にならないように注意する．
- 野菜は，様々な種類を毎日食べる．
- 食欲がないときは嗜好に合うものを食べる．

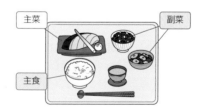

図 1　バランスのよい食事

- 会食の機会を豊富につくる.
- かむ力を維持するため義歯は定期的に点検を受ける.
- 栄養補助食品を取り入れる.
- 食欲が低下したときは,減塩を緩める.

● 具体的な食事例

　具体的な食事例として,フレイル予防の食事のポイントを示します.

> [主食,主菜,副菜をバランスよく食べる]
> - 主食:ご飯,パン,麺,いも類など炭水化物を中心とした食品で,エネルギーの源になる.
> - 主菜:肉,魚,卵,乳製品,大豆製品などたんぱく質が豊富な食品.
> - 副菜:野菜,海藻類,きのこ類などの食物繊維やミネラル,ビタミンを含む食品.
> ※毎回の食事のなかで主食,主菜,副菜を揃えることがポイントになります.

※注意点1
- 減塩を緩める際は,医療機関に相談してください.

※注意点2
- サプリメントや青汁など,特定の栄養素の過剰摂取には注意しましょう.
- 電解質異常や内服薬との拮抗作用が生じる場合があります.
- 疾患によっては,病態を悪化させる場合があります.

⑨ 嚥下困難がある患者の食事

　嚥下困難がある方への食事での注意点は，食事や飲水時にむせ込みがあるかです．食べやすい安全な食事を準備しましょう．

【食べさせる側（介護者）の注意点】
- 食べさせるペースはゆっくりと
- 一口量は少なく
- 口のなかのものを飲み込んでから次のものを入れる
- 「ながら食べ」はやめる
- むせたときも焦らない

【食事を食べる準備】
- 口のなかを確認（口腔がキレイか）
- 食事を摂る環境を整備する
- 食べる前に嚥下体操をする（図1）
- よく噛む
- 時間リズム
- 食後の口腔ケア

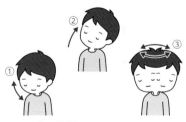

図1　嚥下体操

表1　食べにくい食品

食品の特性	特徴	食べ物の例
サラサラなもの	水分，液体	お茶，味噌汁，ジュース
バラバラなもの	口のなかでバラバラになる	肉，かまぼこ，こんにゃく
パサパサなもの	水気が少ない	パン，ゆで卵，クッキー
ペラペラのもの	口のなかに付着しやすい	のり，わかめ，青菜
ベタベタなもの	粘りの強いもの	もち，だんご
硬いもの	喉につまりやすい	ピーナッツ

表2　食べやすい食品

食品の特性	食べ物の例
おかゆ状	おかゆ，パン粥
乳化されたもの	ヨーグルト，アイスクリーム
ポタージュ	ポタージュスープ，シチュー，カレー
ピューレ	果物缶詰をミキサーにかけたもの
ゼリー状	ゼリー，水ようかん，煮こごり
プリン状	プリン，ムース，卵豆腐，茶碗蒸し
ミンチ状	やわらかい肉団子，つみれ，ハンバーグ

⑩ 水分の管理

● 適切な飲水量

適切な飲水量は，体格，心機能，腎機能，内服などによって個人差があります．主治医の先生と相談し適正量を決定しましょう．夏場や食事摂取不良時に飲水不足による脱水に注意する必要があります．

● 飲水と体重変動について

短期的な体重変動には，水分が関与しています．心不全患者では，過度な飲水は体液貯留の原因となり心不全を増悪させる要因となります．必要以上の飲水には注意が必要です．

● 適切な飲水量を維持するために必要なこと

飲水量が適切かどうかは，毎日の体重測定が重要です．

短期的に体重が増加した場合は，体液貯留を疑い，浮腫や呼吸苦，喘鳴の有無などの心不全症状を評価します．水分と塩分摂取を見直し，過剰摂取が考えられる場合は水分，塩分摂取を控えるように心がけます．

● 脱水症について

脱水症とは，身体に不可欠な体液が不足している状態のことをいいます．下痢や嘔吐，発汗などによって体液が過剰に失われ，めまいやふらつき，頭痛などの脱水症状を引き起こします．

【高齢者が脱水症になりやすい原因】
①原因1：体内の水分量が減っている
　若年者に比べて高齢者の体液量は減少しており，発汗などにより水分が喪失すると要因に脱水となります．
②原因2：のどの渇きに気づきにくい
　通常，発汗などで体液が喪失すると喉が渇き水を飲みたくなります．しかし，高齢になると口渇感を感じづらくなるため，適度に飲水を促す必要があります．
③原因3：薬が影響している
　利尿薬を服用している場合のリスクは大きくなります．内服薬の種類や量に変化がないか，最近新しく追加した薬がないかを確認しましょう．
④原因4：食事摂取量が低下している
　飲水とは別に食事から1日おおよそ1,000～1,200 mL の水分を摂取しています．食事摂取量が低下すると水分摂取量が減少するため，適宜飲水を促します．

【脱水予防・対策】
①予防法1：1日に必要な水分摂取量を把握する
　1日に摂取する最低限の水分量を決めて水分摂取を促しましょう．
②予防法2：部屋の湿度・温度を調整する
　上手にエアコンを使用して湿度・温度が高くなり過ぎないように調整しましょう．
③予防法3：こまめに水分補給をする
　口渇を感じづらいことを理解し，こまめに水分補給を促しましょう．
④予防法4：脱水の初期症状を見逃さない
　皮膚の乾燥，唇のカサつき，口腔内乾燥などの初期症状に注視しましょう．

⑪ 薬の管理

a 飲み忘れないための工夫

●服薬の意義・処方どおりの服薬の理解

　心不全は，薬を数日間使用して治癒する，というような疾患ではなく，医師の指示どおりの用法・用量を守り継続して服薬することで，急性増悪による入院を減らし，生命予後や生活の質（QOL）の改善が期待できます．そのため，患者が指示を守らず用法・用量を変更して服薬すると，意図した効果が得られない，効果が強く出て副作用の発現につながるなど，治療に影響が出てきます．さらに，自己判断による服薬の中断は，心不全の急性増悪の誘因となり入院や死亡のリスクを増大させます．そのため，患者が適切な薬物治療を継続するためには，患者・家族が服薬の意義を理解し，納得して自ら治療に参加していく服薬アドヒアランスを向上することが重要であり，それには多職種からの支援も必要です．

●服薬管理のためのツールや工夫

　服薬アドヒアランスが不良となる要因として，どのようなことが想定されるでしょうか？

①自身による服薬管理が困難（認知機能低下，高齢者独居，老々介護，薬の種類が多いなど）
②錠剤などを直接の被包から取り出すことが困難（手指が不自由，視力が低下など）
③飲み忘れ，飲み間違い
④仕事や学校など服薬できない
⑤外出や旅行のために服薬できない
⑥服薬の意義が理解できていない

対応については,

①〜③ 内服薬の一包化,薬カレンダー,薬ボックス,服薬を助ける機械,服薬管理手帳,服薬管理しやすい用法の見直し,多職種のサポートなどがあげられます.

なかでも頻用されている内服薬の一包化は,患者の状況に合わせて様々な対応が可能です.

- 1日分ごとに作成し,色分けを入れ,日付を記載(図1).
- 服薬時点ごとに作成し,色分けを入れ,日付を記載(図2).

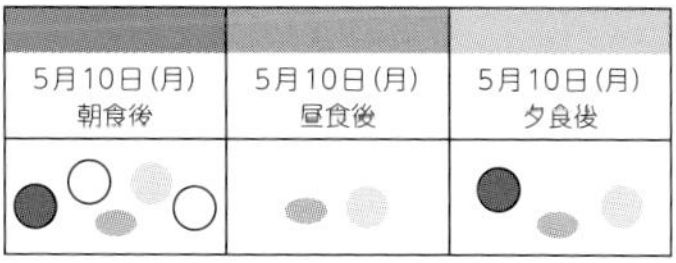

図1　1日分ごと(日付入り)

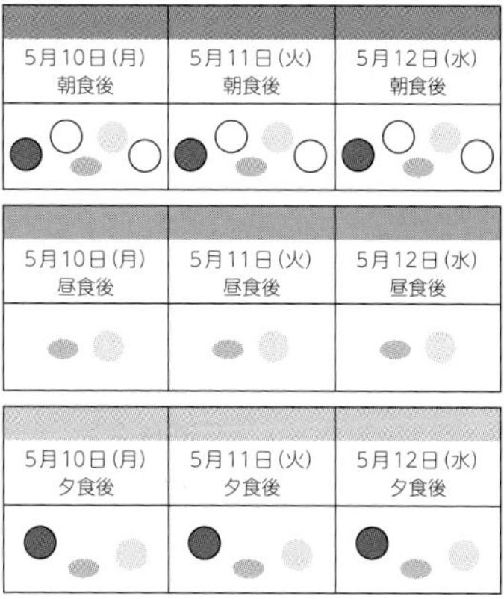

図2　服薬時点ごと(日付入り)

　このように患者の状況を把握したうえで個別対応が可能です．また，視覚障害者へは，薬カレンダー（図3）や，薬ボックス（図4）に服薬時点を区別できるよう印をつけるなども行います．

　これらの対応を行っても患者や家族による服薬管理が難しい場合は以下の対応も可能です．

- 介護認定されている場合，訪問看護師，ホームヘルパー，薬剤師など多職種が連携した在宅訪問．
- 介護認定されていない場合は，医療保険を利用し，薬剤師による在宅訪問．

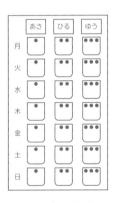

図3　薬カレンダー（点字を貼付）

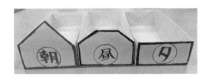

図4　薬ボックス（手で触れて区別できるように）

④　患者の生活状況を踏まえた薬や用法の見直しができますので医師または薬剤師に相談を勧めます．

⑤　特に移動によるトイレの問題から利尿薬を中止される患者がいますが，心臓の負担や浮腫をとるためには大切な薬であるため，外出や旅行の際には事前に医師または薬剤師に相談するよう勧めます．

⑥　心不全治療薬には血圧を下げる効果を持つ薬が多くあり，心不全治療で服薬していても薬の説明書に血圧を下げる薬と記載されているため，血圧は高くないからと自己判断で服薬を中断してしまう患者がいます．薬剤師は，薬の交付時に正しい薬効や処方意図，服薬の意義を患者に説明し，納得して治療できるよう支援をします．

b 飲み忘れたときの対処方法

薬を飲み忘れたとき，一般的には次の服薬までに時間間隔がある場合（1日3回の薬は4時間以上，2回の薬は6時間以上，1回の薬は8時間以上）は，気づいた時点ですぐに飲みますが，次の薬を飲む時間が近いときは，1回分とばしてそのときに飲む薬だけを服用し，2回分を一度に飲まないよう注意が必要です．

しかしたとえば，糖尿病治療薬のように食事の前後に服薬することで効果が現れる薬があり，飲み忘れを気づいた時点で服薬することで，低血糖を起こしてしまう薬もあります．薬の種類や症状によって飲み忘れたときの対応は異なりますので，薬を受け取る際に医師，薬剤師に確認するよう患者へ勧めます．

C 服薬アドヒアランス向上のために利用できるサービス

　ご本人やご家族だけでは，内服管理が難しい場合，以下のようなサービスを利用することで，内服管理が効果的にできる場合があります．その方の生活に合わせて活用してみましょう．

●訪問看護

　処方された薬を，週に1回程度訪問時にお薬カレンダーなどに内服薬をセットし，飲み忘れなく服薬できているかチェックしたり，また内服しているにもかかわらず，症状が悪化（呼吸苦や浮腫が出現しているなど）していないかなどの状態観察も併せて行います．

●訪問薬剤師

　介護認定を受けている方であれば，居宅療養管理指導として，薬剤師が自宅に訪問することができます．薬を届けてくれるだけでなく，看護師のようにお薬カレンダーなどにセットしたり，薬剤の効果や副作用などの注意点の説明も詳しくしてくれます．また，服薬しにくい形状の薬は，医師と相談して，錠剤を散剤にしたり貼り薬などに変更するなどもできますし，「朝食後の薬」「夕食後の薬」など，錠剤をひとまとめにして管理しやすくする「一包化」にして，袋に日付の記入もしてくれます．

●訪問介護

　ヘルパーさんの訪問時に，内服の声かけや実際に介助して飲ませてもらうことも可能です．その際は，ケアマネジャーの作成するケアプランにどのような支援をしてもらうか記載が必要です．ヘルパーに薬をセットしてもらう場合は，薬が「一包化」されていることが条件になります．

●通所系サービス

　デイサービスやデイケアに薬を持参し，内服の介助を受けることができます．朝食後の飲み忘れが多い方などは，朝と昼の両方の内服を持参して協力してもらうのもよいでしょう．

●配食サービス

　配食サービスによっては，お弁当を届けるだけではなく，テーブルの上にお弁当やお茶を用意して，内服の声かけをしてくれる業者もありますので，地域の配食業者に確認して活用してみましょう．

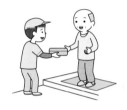

⑫ 運動や活動の管理

a 心臓リハビリテーションとは

　心臓リハビリテーション（心臓リハビリ）とは，心臓病の患者が，体力を回復し自信を取り戻し，快適な家庭生活や社会生活に復帰するとともに，再発や再入院を防止することを目指して行う総合的活動プログラムのことです．内容として，運動療法と学習活動・生活指導・相談（カウンセリング）などを含んでいます．心臓リハビリでは，専門知識を持った医師，理学療法士，看護師，薬剤師，臨床心理士，検査技師，作業療法士，健康運動指導士など多くの専門医療職がかかわって，患者さん一人ひとりの状態に応じた効果的なリハビリプログラムを提案し実施します．

　在宅での運動や活動の管理は，低活動な方に対して適切な運動療法を行うこと，過活動な方に対して活動量・強度の調整を行うことが重要です．

b 心臓リハビリテーションの重要性

【在宅心不全患者の心臓リハビリテーションのねらい】
- 心不全増悪を繰り返すことにより徐々に身体機能が低下する増悪を防ぐ．
- 心不全増悪の原因は生活のなかにあることが多いため生活調整をする．
- 心不全患者は低栄養や日常生活の疲労感や生活への不安感からの低活動により，フレイルや身体機能の低下を防ぐ．
- 心不全増悪による入院した場合は身体機能低下していることが多いため，退院後改善のためのリハビリテーションを行う．

以上より，在宅心不全患者では低活動や過活動に対しての心臓リハビリが重要となります．

心臓リハビリでは運動療法はもちろんですが，現在行っている生活動作や運動が過負荷になっていないかの評価を行い，動作の量や質を検討し活動量の調整を行います．

自宅内の動作では入浴動作，自宅内移動，階段昇降，家事動作などに注意が必要です．

在宅心不全患者にとって心臓リハビリは運動機能の改善だけでなく心不全の増悪予防のためにも非常に重要です．周囲の環境などハードルはありますが，積極的に導入しましょう！！

C 適切な運動の強度・種類・頻度

適切な運動の強度，種類，および頻度は，個々の患者の状態に応じて考える必要があります．一般的に，運動強度は，心肺運動負荷試験を行い，心拍数や自覚的運動強度によって設定されますが，在宅心不全患者はフレイルや身体機能低下が強く心肺運動負荷試験を実施できないことが多いです．この場合，身体機能や歩行能力から心拍数や自覚症状に基づき運動強度を設定し運動療法を実施します．セッションの頻度や時間は心不全状況や疲労感を評価しつつ徐々に増やし，患者さんの体力に合わせて調整します．

運動の種類は，有酸素運動とレジスタンストレーニング，バランストレーニングなどがあります（表1，図1）．

● 有酸素運動

心臓と肺の機能を向上させ，持久力を高めます．在宅心不全患者の場合は歩行による有酸素運動が中心となります．

● レジスタンストレーニング

筋力を向上させ，身体のバランスを改善します．これに

表 1　運動の様式・頻度・強度・時間

	有酸素運動	レジスタンストレーニング
様式	歩行，自転車エルゴメータ，トレッドミルなど	ゴムチューブ，足首や手首への重錘，ダンベル，フリーウェイト，ウェイトマシンなど
頻度	3～5 回 / 週	2～3 回 / 週
強度	・最高酸素摂取量[*1] の 40～60% ・心拍数予備能の 30～50% ・最高心拍数の 50～70% ・嫌気性代謝閾値[*2] の心拍数 ・心肺運動負荷試験が実施できない場合 ・ボルグ指数 11～13（図 1） ・心拍数が安静座位時 + 20～30 拍程度でかつ運動時の心拍数が 120/ 分以下	・低強度から中強度 ・上肢運動は 1RM[*3] の 30～40% ・下肢運動では 50～60% ・1 セット 10～15 回反復できる負荷量 ・ボルグ指数 13 以下
時間	・5～10 分 × 1 日 2 回程度から開始し，20～30 分 / 日へ徐々に増加させる. ・心不全の増悪に注意する.	・10～15 回を 1～3 セット

[*1] 最高酸素摂取量：最大運動負荷時の酸素摂取量であり運動耐容能の指標，心肺運動負荷試験で測定される.
[*2] 嫌気性代謝閾値：有酸素運動から無酸素運動に切り替わる点，心肺運動負荷試験で測定される.
[*3] 1RM（repetition maximum）：正しいフォームで 1 回だけ挙げることができる最大重量のこと.

は，ウェイトトレーニングや自重を用いた体操が含まれます．身体機能低下が著明な方では歩行や日常生活自体が高強度の運動となることもあります．患者さんの状態を評価しつつ運動を実施することが重要です．在宅で行いやすい運動は自重による運動や，ゴムなどを使用した運動になります（図 2）.

指数	自覚的運動強度	運動強度
20	もう限界	100%
19	とてもつらい	95%
18		
17	かなりつらい	85%
16		
15	つらい	70%
14		
13	ややつらい	55%（嫌気性代謝閾値に相当）
12		
11	楽である	40%
10		
9	かなり楽である	20%
8		
7	とても楽である	5%
6		

図1　ボルグ指数

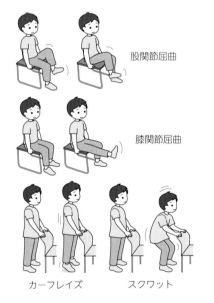

股関節屈曲

膝関節屈曲

カーフレイズ　　　　スクワット

図2　自宅でできるレジスタンストレーニング

● バランストレーニング

　フレイルが強い患者はバランス機能の低下を認めます．片脚立位やつま先上げ，かかと上げ，ステップ動作など実施しましょう．

d 過負荷のときの徴候と対処

● 運動負荷量が過大であることを示唆する指標[1]

- 体液量貯留を疑う 3 日間（直ちに対応）および 7 日間（監視強化）で 2 kg 以上の体重増加
- 運動強度の漸増にもかかわらず収縮期血圧が 20 mmHg 以上低下し，末梢冷感などの末梢循環不良の症状や徴候を伴う
- 同一運動強度での胸部自覚症状の増悪
- 同一運動強度での 10/分以上の心拍数上昇または 2 段階以上のボルグ指数の上昇
- 経皮的動脈血酸素飽和度が 90％未満へ低下，または安静時から 5％以上の低下
- 心電図上，新たな不整脈の出現や 1 mm 以上の ST 低下

　これらに加え呼吸状態の変化が重要です．安静時・労作時の呼吸数の増加や努力呼吸の出現に注意して観察しましょう．

　運動前や運動中に過負荷の徴候が現れた場合はすぐに休息をとりましょう．また，患者さんの状態を主治医や医療スタッフに報告し，適切な処置を行うことが重要です．

● 運動負荷を軽減するための具体的な対処方法

- ゆっくりと動作を行い，休憩をこまめに入れる．特に，食事のあとにすぐ動くなど 2 つの動作を連続して行う場合（二重負荷）は負担が強くなるので注意する．
- 布団だと立ち上がりに負担がかかりやすいため，ベッ

ドを使用する.
- トイレや椅子，ベッドなどから立ち上がる動作は負担がかかりやすいため，座面の高さを高くする，手すりを使用して力を分散するなどして負荷を減らす.
- 杖や手すりなど支持物を握りしめないようにする. 手すりは引っ張って力を入れるのではなく押すように使用する.
- 円背が強い場合は積極的に歩行器や押し車を使用する.
- 屋内の段差に手すりを設置し使用する.
- 食事や洗濯物など物を運ぶ際は台車を利用する.
- 洗濯物を干すときは物干しを低い位置に変更する. 立ったまま作業を行わないよう椅子を準備し利用する.
- 掃除のときに重い掃除機ではなく軽いフローリングワイパーを使用する.
- 買い物などの荷物を運ぶときは押し車やサイドキャリーを利用する.

e 身体活動を維持するために利用できるサービス（図 3）

● 通所系サービス

　通院・通所可能な方はクリニックでの外来リハやデイケアやデイサービスを利用できます.

　外来心臓リハビリは新規発症もしくは増悪より 150 日間は医療保険によるリハビリが実施可能です. 外来心臓リハビリを実施している施設がお近くにありましたらご相談ください. 要介護認定を受けていて通所可能な方はデイケアやデイサービスが利用できます.

● 訪問リハビリ

　生活範囲が自宅内の方であれば訪問リハビリが適応になります. 要介護認定を受けている場合は担当のケアマネ

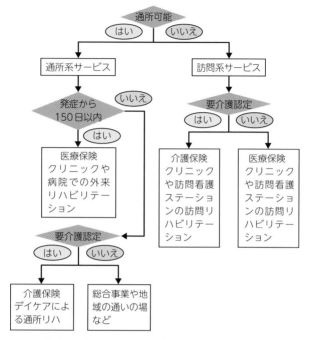

図3　在宅で利用できるサービスのフローチャート

ジャーにご相談ください．医療保険による外来リハと介護保険によるリハサービスは基本的に同時算定できないのでご注意ください．

　要介護認定を受けていない患者さんの場合は医師の指示があれば医療保険による訪問リハビリが可能です．主治医にご相談ください．要介護認定がある方は介護保険のサービスが優先されます．

これらのサービスは病名や病院・施設の状況などにより利用できない場合もあります．主治医やケアマネジャーにご相談ください．

文献

1) 日本循環器学会．心血管疾患におけるリハビリテーションに関するガイドライン（2021年改訂）

Ⅱ　心不全に必要な管理と方法

⑬ 入浴の管理

a 入浴時の注意点・入浴介助の方法

●入浴前のバイタルサインの測定

　血圧低値や脈拍数の異常があっても入浴可能の場合があります．血圧や脈拍など医師や医療スタッフと相談していきましょう．心不全が増悪している場合は入浴を控えるようにしましょう．

●浴室や脱衣所の温度調整

　急激な温度変化は，循環動態が不安定になりやすく，またヒートショックの恐れもあります．10℃以上の温度差にならないように調整を行いましょう．

●入浴方法

　深くつかると水圧のため心臓への負担が増加します．湯温は 41℃，最長 10 分まで，湯量は胸の下までにしましょう．頻脈，血圧上昇・低下などの変化を認める可能性があります．また，脱水にも注意が必要です．重症の心不全患者では，心臓への負担を考えるとシャワー浴が望ましい場合もあります．入浴は心不全の経過を見て医師や看護師と相談しながら進めましょう．

●洗髪，洗体の方法

　洗面器を使用すると心臓への負担が強くなる可能性があるため，シャワーの使用を推奨します．また，前屈の姿勢は心不全症状を惹起する可能性があるので，洗髪や洗体の際は体を起こして実施しましょう（図 1）．足部を洗う際は柄付きブラシなどがお勧めです．

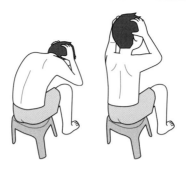

図1　洗髪洗体時の姿勢

右図のように体を起こして洗髪を行いましょう.

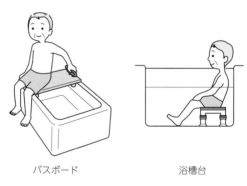

バスボード　　　　　　　　　浴槽台

図2　入浴に関する福祉用具

● 浴槽やシャワーチェアからの立ち上がり

　　立ち上がり動作は努力を有することが多いため, シャワーチェアや浴槽内台や手すりの設置（図2）を検討しましょう. 可能な範囲で福祉用具の使用や介助を行うことを推奨します.

● 浴槽の出入り

浴槽をまたぐ動作はバランスを崩しやすいため注意が必要です．手すりの設置，バスボードの使用，浴槽台の使用を検討しましょう．また力が入りやすいため介助を積極的に行って下さい．

入浴動作は転倒リスクが高いです．移動用手すりや滑り止めマットなど使用して転倒に注意しましょう．浴槽の出入りも転倒の危険があります．福祉用具を使用し転倒に注意しましょう．

ⓑ 入浴の介助に利用できるサービス

心不全の患者にとって，入浴での水圧や動作などは，心臓への負担が大きくなります．できるだけ負担のかからないように入浴に対する支援を検討する必要があります．

● 訪問看護

入浴前後のバイタルサインや入浴中の状態観察をしながら介助します．在宅酸素療法を行っている方は，入浴中も酸素が必要なのか，または外してよいのか，浴後に酸素飽和度が低下したら一時的に酸素の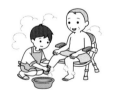流量を上げるのかなど，状況に応じての対応が細やかにできますので，症状の重い方や不安定な方は，看護師が対応するほうが安心でしょう．

● 訪問介護

一人で入浴すると，長湯になってしまったり，浴槽の出入りに負担がかかってしまう場合などは，ヘルパーに洗身や洗髪・更衣・浴槽の出入りなどを介助してもらうことで，

安全に短時間で入浴できるようにするとよいでしょう.

●訪問入浴

　重度でADLが低下し，寝たきりになったり，移動するだけで呼吸苦がある場合などは，寝たまま入浴できる訪問入浴を活用するとよいでしょう．ネットを加減することで，胸部があまりお湯につからないように調整もできるので，水圧による心臓への負担も少なく済みます．また看護師が必ずついていますので，入浴前後や入浴中の状態観察ができます．

●通所系サービス

　心不全が軽度の方でも，一人暮らしなどの方は，自宅で一人で入浴するのは入浴中の急変が心配されます．その場合は，デイサービスやデイケアなどで，見守りや軽介助で入浴されると安心でしょう．またADLが低下したり，車いすの方など，自宅の浴室での入浴が困難になった場合も，通所系の機械浴などを活用することで入浴することができます．

●福祉用具購入

　自宅で入浴する場合に，安全・安楽に入浴するため介護保険（支給限度額とは別に年間10万円）で，シャワーチェア・バスボード・浴槽台・バスグリップなどの福祉用具を購入することができます．特に浴槽台は，湯船のなかに入れておき，その上に座ることで肩までつからずに済むので，心臓への水圧負担が軽くなります．

●住宅改修

　介護保険制度（支給限度額とは別に，20万円）では，浴室に手すりを取りつけたり，すのこで床上げをして段差を解消したり，浴室の扉を折戸にするなどの改修工事ができます．

⑭ 便の管理

a 心不全における排便管理の重要性

　心不全患者さんは，利尿薬の内服や水分制限，食欲不振や活動量が少ないなどの原因により，便秘が生じやすくなっています．便が硬くなり，排便のときに"いきむ"ことで，心臓への負担が大きくなり，心不全の悪化につながることがあります．また，心不全が悪化したときには，便秘だけでなく下痢を生じることがあります．そのため，日々の便の性状を観察し，便の性状に変化が見られた場合は適切な対応をする必要があります．

b 便の評価方法

　便の硬さや性状から便の状態を判断するときに使われる指標に「ブリストルスケール」があります（図 1）．ブリストルスケールでタイプ 1〜2 の便が出にくい状態であれば便

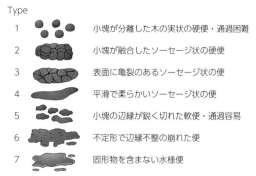

Type

1　小塊が分離した木の実状の硬便・通過困難

2　小塊が融合したソーセージ状の硬便

3　表面に亀裂のあるソーセージ状の便

4　平滑で柔らかいソーセージ状の便

5　小塊の辺縁が鋭く切れた軟便・通過容易

6　不定形で辺縁不整の崩れた便

7　固形物を含まない水様便

図 1　ブリストルスケール

[O'Donnell LJD, et al. Br Med J 1990; 300: 439–440]

秘の可能性があり，タイプ6〜7の場合は下痢の状態です．ブリストルスケールを用いて便の状態を継続的に観察し，他職種やご家族との連携手帳などに記録として残すことで，便の性状の変化にいちはやく気づくことができます．

C 便秘のときの対処の仕方

便秘のときは，まずは生活習慣を改善することが大切です．具体的には，食物繊維が多い食べ物（表1）や乳酸菌など便通を促す食事や水分の摂取を心がけること，適度な運動をすることが効果的です．心不全患者さんのなかには，1日に摂ってよい水分量や適切な運動量が決まっている方もいるため，医師から指示されている水分量や運動量を超えないように注意する必要があります．生活の工夫をしても便秘が続くようであれば，医師に相談し，薬によるコントロールを検討しましょう．便秘の際に処方される主な薬について表2にあげています．

表1 食物繊維が多い食べ物の例

分類	期待できる作用	具体的な食品
水溶性食物繊維	水に溶ける食物繊維で，便の水分含有量を増やし便秘を解消することが期待できます	果物（りんご，みかんなど），野菜（人参，キャベツ，トマトなど），寒天，海藻類（昆布，もずく，わかめ，ひじきなど），オーツ麦，大麦，ライ麦，グアー豆
不溶性食物繊維	水に溶けない食物繊維で，腸蠕動運動を活発にすることが期待できます	きのこ，豆類，野菜全般，芋類，ごぼう，さつまいもなど

表2　便秘に対して使用される代表的な薬とその効果

一般名	主な商品	作用	主な副作用	備考
酸化マグネシウム	マグミット	・腸内に水分を引き込み，便を柔らかくする	高マグネシウム血症，下痢など	・習慣性がない ・大量の水分とともに服用すると効果的である
ピコスルファートナトリウム水和物	ラキソベロン	・腸蠕動運動を促進する ・腸管内の水分吸収を抑制して便を柔らかくする	腸閉塞，腸管穿孔，腹痛，悪心・嘔吐，腹鳴，腹部膨満など	・習慣性がある ・副作用は比較的少ない
センノシド	プルゼニド	・蠕動運動を促進する	発疹，脱水，血圧低下，腹痛，下痢，悪心・嘔吐，腹鳴など	・習慣性がある ・長期投与により効果が減弱する
ルビプロストン	アミティーザ	・腸液分泌を促進し，便の水分を増加させる	頭痛，傾眠，動悸，呼吸困難，下痢，悪心・嘔吐など	・習慣性がない
大建中湯	大建中湯エキス	・腸蠕動運動を促進する ・腸管の血流を増加させる	間質性肺炎，肝障害，黄疸，発疹，胃不快感，悪心・嘔吐など	・腹部膨満を伴う場合に特に有効である

d 下痢のときの対処の仕方

　下痢の原因として，心不全の悪化，細菌やウイルスによる感染，アレルギーなどが考えられます．下痢が続くときは，できるだけ早く医師や看護師に相談をしましょう．また，便秘に対して下剤を内服していることで下痢をしてい

る場合もありますので，下剤の量や種類を確認し，医師や看護師と相談しながら薬の調整をすることも必要です．下痢をすることで脱水を引き起こすこともあるため，早めの対処が必要です．下痢の際に処方される主な薬について表3にあげています．

表3　下痢に対して使用される代表的な薬とその効果

一般名	主な商品	作用	主な副作用	備考
タンニン酸アルブミン	タンニン酸アルブミン	腸粘膜を保護する	ショック，アナフィラキシー，便秘，食欲不振など	牛乳アレルギーの患者には禁忌．
ロペラミド塩酸塩	ロペミン	腸蠕動を抑制する	イレウス，巨大結腸，ショック，アナフィラキシー，血管浮腫，意識レベルの低下など	O157や赤痢菌などによる重症感染性下痢には禁忌．
ビフィズス菌	ビオフェルミンラックビー	腸内細菌のバランスを整える	副作用が少なく，安全性が高い	－
酪酸菌	ミヤBM	腸管病原菌の発育を抑制する	副作用が少なく，安全性が高い	－

⑮ 尿の管理

a 心不全における排尿管理の重要性

　心不全が悪化すると1日の排尿量や排尿回数が変化することがあります．また，脱水により排尿量や排尿回数が減ることもあります．在宅では排尿量の正確な把握は難しい場合が多いですが，おおよその1回の排尿量や1日の排尿回数をチェックし，変化がないか確認をすることが大切です．オムツを使用している患者さんでは，オムツ交換の際に排尿量や尿の色，においを確認しましょう．排尿量や排尿回数，尿の色などに変化がある場合は，飲水量や薬の飲み忘れ，重複しての内服がないかを確認したうえで，医師や看護師に相談をしましょう．SGLT2阻害薬を内服している患者さんは，尿路感染症や性器感染症が起こりやすくなります．そのため，特にオムツを使用している場合は，陰部の清潔を保つことで感染を予防することが重要です．

b 尿の正常と異常

　尿の異常に気づくためには，正常な尿について理解をしておくことが大切です（表1）．ただし，1日の尿量や排尿回数は，飲水量や利尿薬など内服している薬により大きく変わります．

c 心不全患者さんにおける排尿の特徴

　心不全患者さんの多くは利尿薬を内服しているため，通常，排尿量が多くなります．利尿薬を内服しているにもかかわらず尿量がいつもより少ないときは，心不全が悪化している場合があるため注意が必要です．また，排尿回数に

表1　成人における尿の正常と異常

観察項目	正常	異常
排尿量	・1回の排尿量：200〜400mL程度 ・1日の排尿量：1〜1.5L程度	・乏尿：1日の尿量が400mL以下 ・多尿：1日の尿量が2〜3L以上
尿の色	・無色透明〜むぎわら色	・赤色尿：尿の通り道に出血があるなど ・黄褐色〜褐色：肝臓や胆道の疾患があるなど
排尿回数	・昼間：4〜8回程度 ・夜間：0〜1回程度	・頻尿：朝起きてから寝るまでの排尿回数が8回以上

ついては，利尿薬を内服したあとに回数が多くなる傾向があります．心不全患者さんにとって，利尿薬は症状を改善するための大切な薬ですが，時々，何回もトイレに行くことを嫌がり，利尿薬を飲まなくなってしまう患者さんがいます．その場合は，内服の必要性の説明や，医師に相談したうえでの生活パターンに合わせた利尿薬の内服時間の調整，薬の種類の変更などにより，継続して内服できるよう支援することが大切です．家族や友人と外出するときやトイレにすぐに行けない場所に出かけるときなども利尿薬の内服をやめてしまう場合がありますので，あらかじめ対処方法を検討しておきましょう．

d 膀胱留置カテーテルの管理方法

　排尿が困難な患者さんや尿失禁がある患者さんでは，在宅でも膀胱内にカテーテルを留置し，排尿を管理している場合があります．膀胱留置カテーテルを留置していると，感染や腎結石，膀胱結石，尿道瘻などの合併症を引き起こす危険性があるため，バイタルサインや疼痛などの自覚症

状，尿の性状などの観察が必要です．膀胱留置カテーテル
を留置している患者さんに必要な管理を表 2 にまとめてい
ます．

**表 2　膀胱留置カテーテルを留置している患者さんに必要
な管理**

項目	管理
感染予防	• 定期的に陰部洗浄を行い，陰部の清潔を保つ • カテーテルの接続部を外さない
蓄尿バッグの管理	• 尿は時間を決めて，毎日捨てる • 蓄尿バッグは膀胱より低い位置に保つ
カテーテルの管理	• 折れ曲がらないよう，体位や移動，衣服交換時に注意する
異常の早期発見	• 尿の異常やカテーテルの閉塞，尿漏れ，発熱などの感染症状がないか観察する • 蓄尿バッグ内の尿を捨てるときに 1 日の尿量を確認し，記録をしておく

⑯ たばこの管理

a 心不全における禁煙の重要性

たばこの煙のなかには，ニコチン，タール，一酸化炭素といった有害成分や様々な化学物質が含まれており，喫煙は心不全が悪化するリスクとなります．そのため，心不全患者さんが喫煙をしている場合は，禁煙をする必要があります．

b たばこの種類

たばこの種類には，紙巻きたばこ，加熱式たばこ，電子たばこ，水たばこなどがあります．紙巻きたばこ，加熱式たばこ，水たばこにはニコチンが含まれているため，たばこの種類の変更が必ずしも禁煙につながるのではないことを理解しておく必要があります．電子たばこは，日本国内ではニコチンを含まない製品が一般的ですが，なかにはニコチンを含むものもあります．電子たばこを使用している場合は，その製品にニコチンが含まれているかを確認し，含んでいる場合は含んでいない製品に変更するよう指導しましょう．

c ニコチン依存症

習慣的な喫煙は，「ニコチン依存症」という病気によるものであり，本人の力だけでは長期間禁煙を続けることが難しい場合があります．ニコチン依存症は，表1のテストでチェックすることができます．「はい」を1点，「いいえ」を0点とし，合計得点を計算し，5点以上をニコチン依存症と診断します[1]．もしニコチン依存症の場合は，禁煙外来や

表1　ニコチン依存症のスクリーニングテスト

設問内容	はい 1点	いいえ 0点
問1. 自分が吸うつもりよりも，ずっと多くたばこを吸ってしまうことがありましたか		
問2. 禁煙や本数を減らそうと試みて，できなかったことがありましたか		
問3. 禁煙したり本数を減らそうとしたときに，たばこがほしくてほしくてたまらなくなることがありましたか		
問4. 禁煙したり本数を減らしたときに，次のどれかがありましたか（イライラ，神経質，落ち着かない，集中しにくい，ゆううつ，頭痛，眠気，胃のむかつき，脈が遅い，手のふるえ，食欲または体重増加）		
問5. 問4でうかがった症状を消すために，またたばこを吸い始めることがありましたか		
問6. 重い病気にかかったときに，たばこはよくないとわかっているのに吸うことがありましたか		
問7. たばこのために自分に健康問題が起きているとわかっていても，吸うことがありましたか		
問8. たばこのために自分に精神的問題が起きているとわかっていても，吸うことがありましたか		
問9. 自分はたばこに依存していると感じることがありましたか		
問10. たばこが吸えないような仕事やつきあいを避けることが何度かありましたか		

[Kawakami N, et al. Addictive Behaviors 1999; 24: 155-166 より引用]

禁煙補助薬などを活用しながら禁煙できるよう支援することが効果的です．

d 禁煙への支援

● 禁煙外来

本人に禁煙の意思があり，医師がニコチン依存症の管理が必要であると認めた場合は，禁煙外来で禁煙支援を受けることができます．禁煙外来は保険診療で受けることができるため，本人の力による禁煙が難しい場合は，禁煙外来への通院を検討しましょう．禁煙外来は 12 週間，合計 4 回通院し，禁煙補助薬による薬物療法や行動療法などが行われます．

● 禁煙補助薬

禁煙治療に使用できる薬剤には，ニコチン製剤であるニコチンガムやニコチンパッチ，ニコチンを含まないバレニクリンがあります．ニコチンガムやニコチンパッチはドラッグストアなどで市販されていますが，バレニクリンは禁煙外来へ通院し医師に処方してもらう必要があります．バレニクリンは，ニコチンを含まないために心臓が悪い患者さんの禁煙治療には適しているといわれています．患者自身の努力のみでは禁煙が難しい場合は，これらの禁煙補助薬の使用も検討しましょう．

文献

1) 日本循環器学会・日本肺癌学会・日本癌学会・日本呼吸器学会. 禁煙のための標準手順書 第 8.1 版 https://www.j-circ-kinen.jp/media/20221031-133505-162.pdf（2023 年 6 月 16 日閲覧）

Ⅱ　心不全に必要な管理と方法

⑰ お酒の管理

a お酒のリスク，節酒の重要性

　お酒の飲み過ぎは水分のバランスが崩れ，血圧も上がり，心臓の負担になります．お酒の適量を知り，楽しむ程度に控えましょう．また，禁酒が必要な場合もあります．どれくらいの量を飲んでよいのかを主治医へ確認しましょう（表1）．

　お酒を飲むと食欲が増進され食べ過ぎてしまうことがあります．おつまみは，塩分が多く含むものが多く，塩分摂取過剰となるリスクがあります．

　お酒を飲み過ぎてしまう方は，どんなときに飲み過ぎてしまうのかを知り，適量で抑えることができるようコントロールが必要です．

> 【お酒を飲み過ぎてしまうときはどんなとき】
> 1. 不安や緊張しているとき
> 2. ストレスがたまっているとき
> 3. イライラしたとき
> 4. なにもすることがないとき
> 5. 友人や家族で集まったとき
> 6. 気分がよいとき
>
> ［心不全手帳より引用］

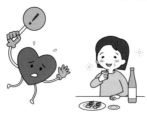

b 望ましい飲酒量とお酒の種類

　適度な飲酒量は，1日平均純アルコールで約20g程度（表1）とされています．

> 純アルコール量（g）＝お酒の量（mL）×アルコール度数（%）/100×0.8（アルコールの比重）

表1　アルコール20gの目安

ビール	中瓶1本	500mL
日本酒	1合	180mL
ワイン	グラス2杯	200mL
ウィスキー	ダブル	60mL

c 飲酒時に気をつけること

1. 1日に飲む量を決めておく
2. 自分のペースでゆっくりと飲む
3. 週に2日は休肝日を設ける
4. 薬といっしょに飲まない
5. 食べ過ぎに注意する
6. おつまみは濃い味つけに注意する

お酒といっしょに薬を飲むのはいけない

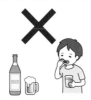

⑱ 感染の管理

a 心不全における感染予防の重要性

　心不全患者さんが感染症，特に気管や肺などの呼吸器の感染症にかかると，心不全が悪化する場合があります．そのため，心不全患者さんは日頃から感染をしないように気をつけ，感染が疑われるときは早めに対処し，悪化しないようにすることが大切です．

b 心不全患者さんが気をつける必要がある感染症

　心不全患者さんが特に気をつける必要がある感染症には，インフルエンザ，肺炎球菌感染症，新型コロナウイルス感染症があります（表1）．

c 感染しない，悪化させないために行う必要があること

　心不全患者さんが感染をしない，感染をしても悪化させないためには，患者や家族，医療者や介護者が以下のことを行う必要があります．

● 感染を疑うような症状がないか観察をしましょう

　日頃から，感染を疑うような症状がないか観察をすることで，感染に早く気づき，さらなる悪化を防ぐことができます．感染を早期発見するために観察すべき項目と感染が疑われる具体的な症状や徴候を表2にあげています．

● 日頃から，基本的な感染予防行動をとりましょう

　日頃からの予防としては，石けんと流水による手洗い，

表 1　感染症の種類および特徴と主な症状

感染症の種類	感染経路	特徴	主な症状
インフルエンザ	飛沫感染	冬に流行しやすい	急激な発熱，のどの痛み，強いだるさ（全身倦怠感），関節の痛みなど
肺炎球菌感染症	飛沫感染	日常生活のなかで感染し発病する「市中肺炎」のなかで，最も急激に悪化し死にいたる可能性がある肺炎 日常的に生じる成人の肺炎のうち 1/4 ～ 1/3 は肺炎球菌が原因と考えられている	発熱，悪寒，強いだるさ（全身倦怠感），咳，痰，胸の痛みなど ※肺炎球菌による感染症では鉄錆色の痰が出る
新型コロナウイルス感染症	飛沫感染	心不全患者さんが感染すると，心不全や合併症が悪化する場合がある	発熱，咳，のどの痛み，強いだるさ（全身倦怠感），頭痛など

※飛沫感染とは，咳やくしゃみによって飛沫に含まれるウイルスや細菌が周囲に飛び，それを吸うことにより感染すること

表 2　主な観察項目と具体的な症状や徴候

観察項目	具体的な症状や徴候
体温	発熱，悪寒（体がゾクゾク，ガタガタするような寒気）
呼吸器症状	咳，のどの痛み，胸の痛み，痰（強い粘りがある，色が黄色や緑色，量が多い）など
全身症状	強いだるさ（全身倦怠感），関節の痛み，頭痛など

うがい，歯磨きなどの基本的な予防行動をとることが重要です．感染を予防するための正しい手洗いの方法を図 1 に示します．

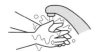
1. 流水で洗う

2. 石けんを手に取る

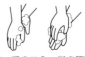
3. 手のひら，指の腹面を洗う

4. 手の甲，指の背を洗う

5. 指の間（側面），股，つけ根を洗う

6. 親指と親指のつけ根のふくらんだ部分を洗う

7. 指先を洗う

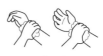
8. 手首を洗う（内側・側面・外側）

図 1　正しい手洗いの方法

● 予防接種をしましょう

　　予防接種のなかでもインフルエンザワクチンの接種は，心不全患者さんの死亡リスクを減らすために有効であることが報告されています．患者さんに予防接種の必要性や，予防接種ができる場所，手続き方法，費用について説明し，予防接種を推奨しましょう．

　　インフルエンザについては，毎年，流行時期になったら早めにワクチン接種について主治医に相談するよう指導をしましょう．肺炎球菌ワクチンについては，対象となる方は 65 歳以上の高齢者と 60 歳から 65 歳未満の方で心臓，腎臓，呼吸器の機能の障害により日常生活活動が極度に制限されているなどのリスクが高い方です．ワクチンの接種

時期や回数については主治医に相談するよう指導しましょう.

d 感染が疑われるときに必要な対処

● 早めに病院を受診しましょう

　感染をきっかけに心不全が悪化する場合があるため，発熱や咳，強いだるさなどの症状があるときは，かかりつけ医に相談をしましょう．もし病院への受診が必要な場合は，他の患者さんに感染しないようマスクを着用するなど，感染を広げないための対策も必要です.

● 体温調整を行いましょう

　高熱があるときは心臓への負担が大きくなるため，体温調整が必要です．体温調整の方法として，氷嚢などにより首や脇の下，足のつけ根などを冷やす方法があります（図2）．寒気がある場合は，寒気が落ち着くまで布団や電気毛布などで保温しましょう.

　高熱が続くときは，医師と相談のうえ，必要に応じて解熱薬を使用しましょう．市販薬である非ステロイド性抗炎

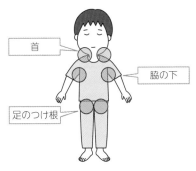

図2　発熱時に冷やすとよい場所

症薬の NSAIDs（商品名の例：ロキソニン）は，腎機能障害がある人やワルファリンを服用している人では注意が必要なため，自己判断で服用せず，主治医に相談する必要があります．

⑲ こころに対する支援

a 心不全患者における "こころ" の問題

心不全患者さんは，入退院の繰り返しや苦痛を伴う症状，経済的な問題，仕事や家族の問題などを抱えることにより，"こころ" にも負担がかかっている場合があります．心不全患者さんの約 30％に抑うつの症状，約 60％に何らかの不安があるといわれています．そのため，心不全患者さんにかかわる医療者や介護者が，患者さんのこころの問題に気づき，対処することが大切です．

b 心不全患者さんに生じやすいこころの問題

● 抑うつ

抑うつは，心不全患者さんにおいて頻繁にみられる精神症状です．これらの症状が日常生活に支障をきたしたり，ひどい苦痛を伴ったりする場合にはうつ病と診断されます．抑うつやうつ病があるときの症状の例を表 1 にあげていま

表 1　抑うつやうつ病の症状の例

- 気分が落ち込む
- 物事が楽しめない，ほとんど興味がない
- 絶望的な気持ちになる
- 喜びが感じられない
- 食欲がない，あるいは食べ過ぎる
- 夜よく眠れない，もしくは寝過ぎてしまう
- イライラしてじっとしていられない
- 疲れやすい
- 気力が出ない
- 自分は価値がない人間だと思う
- 集中することが難しい
- 死にたい，消えてなくなりたいと思う

す．心不全患者さんにこれらの症状がないか観察し，抑うつやうつ病が疑われる場合は対処が必要です．

● **不安・恐怖**

　心不全は良くなったり悪くなったりを繰り返すため，患者さんはこの先の人生に対する不安や，死ぬことに対する恐怖を感じている場合があります．また，心不全が悪化したときの息苦しさや胸の痛みなどの苦痛を伴う症状によって不安が強くなる場合や，仕事や学業，経済面などの日常生活上の問題に対する不安を抱えている場合があります．不安が強くなると，動悸やふるえ，息苦しさなどの体の症状を伴い，心臓にも負担がかかる場合があります．

● **機器の植込みに関連した問題**

　心不全患者さんのなかには，植込み型除細動器を利用している患者さんがいます．植込み型除細動器は，死にいたるような不整脈が起こったときに直ちに電流のショックによる治療ができるという安心感を得られる一方で，いつ起こるかわからないショック作動に対して不安をもたらすこともあります．また，過去にショック作動を経験したことがある患者さんのなかには，ショックによるトラウマを抱えている患者さんもいます．そのため，植込み型除細動器を利用している患者さんでは，ショック作動に関連したこころの問題にも気づき，対処することが求められます．

C　こころの問題があるときに必要な支援

　こころの問題に対処するための最初のステップは，患者さんのこころの問題に気づくことです．また，こころの問題の有無にかかわらず，医療者や介護者と患者さんが良好な関係性を築くことは患者さんの大きな支えになるため，日頃から思いやりのあるコミュニケーションをとりましょ

う．もし，対処が難しいこころの問題があるときには，専門的なケアが受けられるよう心不全やこころの問題を専門とする看護師（認定看護師や専門看護師，心不全療養指導士），精神科医や心療内科医，公認心理師などの専門家につなぐことを検討しましょう．また，もともとうつ病などの精神疾患があり内服治療をしている患者さんでは，治療の継続が不可欠であるため，薬を飲み忘れず，定期的に診察が受けられるよう支援しましょう．

⑳ 特別な治療を行っている患者の管理

a ペースメーカー・両室ペーシング機能付き植込み型除細動器（CRTD）植込み患者の管理（遠隔モニタリング）

　心臓は病気などで脈の打ち方が乱れることがあり，それを不整脈と呼びます．不整脈は脈が早い頻脈，脈が遅い徐脈，脈が途中で飛ぶ期外収縮などに分かれます．ペースメーカーが必要となるのはこのうちの徐脈で，失神や強いめまい，フラフラ感などの症状を伴う場合に検討します．

だるい，疲れやすい　　　めまい，失神　　　息切れ

●ペースメーカー・CRTD 埋め込み後の生活

　電機機器の使用中などにめまい，ふらつき，動悸などを感じた場合，使用をやめます．またワイヤレスカードの読み取りや交通機関の出改札システム，オフィスなどワイヤレスカードシステム（非接触 IC カード）が影響を及ぼす可能性があります（表 1）．不必要に接近しない，またその場から離れるなどします．何か異常を感じたときのため普段から脈拍数の測定を行うことが大切です．血圧計などでも測定できますが，触れて測る習慣をつけましょう．いつもの脈の数やリズムと異なっている場合注意が必要です．異常に気がついたら早めに医師に相談しましょう．測定は手

表1 生活上注意すべき電磁波

影響を受けるものや場所

- 体脂肪計
- 家庭用治療機
  マッサージチェアや高または低周波治療器
- 電気布団
- 発電施設, 変電施設
- MRI, 電気メス
- 電気自動車など急速充電器

注意事項を守れば安全に使用できるもの

- 携帯電話
- IH 調理器
- 電気カーペット
- 盗難防止ゲート
- モーター使用機器
  など

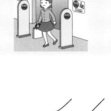

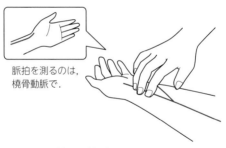

脈拍を測るのは,
橈骨動脈で.

図1 脈拍の測定法

首の親指側に反対の手の人差し指, 中指, 薬指の3本を合わせて軽く触れます. 1分間で触れた脈の回数が脈拍数です (図1).

　機器の入っている周囲の発赤や腫脹を認めたら機器感染の可能性もあるため, 病院を受診しましょう.

●遠隔モニタリング

　ペースメーカーや CRT には，不整脈や機器の情報などを転送する遠隔モニタリング機能が備えられています．遠隔モニタリングによるデータの精度は高く，機器の不具合，不整脈の検出などが早期に可能です（図2）．メーカー各社による特徴や有効性などの違いはありますが，異常データを捉え，心不全増悪の早期発見としての積極的に介入していきます．

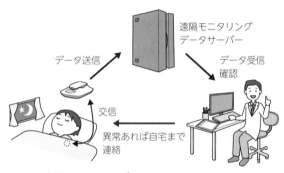

図2　遠隔モニタリング

b 酸素療法・ASV の管理

●酸素療法

　自宅に設置した酸素供給装置に酸素チューブを接続し，経鼻カニューレと呼ばれる直接酸素を送るチューブを鼻に装着して直接酸素を吸います．酸素チューブは15mまで伸ばせます．チューブの接続部が外れていないか，捻じれたり折れたりしていないか，定期的に確認しましょう．

酸素濃縮器

携帯用ボンベ

【日常の注意点】

①吸入量・吸入時間：体を動かすときや呼吸が苦しいときの対応方法も含めて医師からの指示を守ります．必要以上の酸素は，呼吸を司る神経がうまく働かなくなり，呼吸がうまくできなくなることあります．

②火気厳禁：たばこなどは引火する危険性があります．また，ガスコンロなどの火からは 2 m 以上離れるようにします．IH のコンロに変えるとより安全です．仏壇のロウソク，お線香などの火も注意しましょう．

③入浴方法・入浴時間：酸素を多く消費し体力も消耗します．必ず酸素吸入をしながら入浴します．チューブを延長するなど工夫しましょう．

④外出・旅行：交通機関によっては酸素の持ち込みに制限があります．また旅先に予備の酸素など持参するなど準備が必要です．

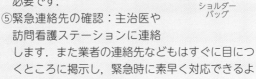

⑤緊急連絡先の確認：主治医や訪問看護ステーションに連絡します．また業者の連絡先などもはすぐに目につくところに掲示し，緊急時に素早く対応できるように準備しましょう．

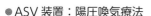

● ASV 装置：陽圧喚気療法

　慢性心不全は，チェーンストーク呼吸（無呼吸と喚気を繰り返す呼吸）などを合併していることも多いです．ASV は患者の呼吸パターンを学習して睡眠障害の有無に関係なく効果を発揮します．ASV は，専用のマスクを装着すれば自動的に作動する仕組みになっています．難しい操作はありません．

C　VAD 植込み患者の管理

　補助人工心臓（VAD）を用いた治療目的はいくつかあります．そのひとつは心臓移植までの橋わたしとしての使用です．心臓移植待機期間は長期になることも多く，在宅補助人工心臓も許可されています．

● 自宅での生活

　24 時間の介助者（ケアギバー）がいることが適応要件となっています．患者だけでなくケアギバーの不安，負担は非常に大きいです．訪問看護師など地域での情報共有を行い，VAD ケアをいっしょに行います（図 3）．新しい生活

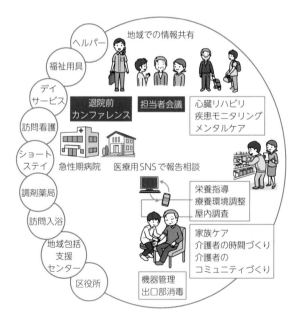

図 3　生活機能継続をサポート

へのサポートをし，患者を支える家族への細やかなケアをします．管理認定施設と地域の訪問看護師の連携を深めるために，情報交換やディスカッションできる場を設けることが重要です．

●気持ちの変化

機器などの取り扱いに慣れ活動が広がるなど経過とともに気持ちの変化も出てきます．社会的なフレイルを予防し，いきいきと生活していけるサポートが必要です．ICTやSNSなどを利用した気分転換を患者・介助者に促すこともひとつの方策です．

㉑ 季節に応じた管理

　心不全は，寒暖差やイベントなどによる過労，感染など，様々な四季の変化による増悪のリスクが隠れています．
　心不全が増悪せずに四季を楽しめるように，季節に応じた生活を送ることが大切です．

a 夏は脱水に注意

　夏は気温が高くなり，脱水・熱中症になりやすいので，汗をかいたときや口渇があるときは，こまめに飲水をしましょう．飲水制限があるときも同様です．体重の増減を目安にして飲水量を調節することが大切です．

- 水分はこまめに摂取する．
- 食事量が減っている場合は利尿薬により脱水になる可能性があり主治医に相談する．
- エアコンを使用し涼しい環境調整をする．
- 屋外に出るときは，帽子や日傘を使用し直射日光を避ける．

b 冬は過労や感染に注意

　心不全増悪は冬に多いといわれています．冬は気温が低くなり，寒さが厳しくなる時期です．急に屋外の気温が低い場所に出ると，血圧が急激に変動し心臓に負担がかかります．またクリスマスや正月などのイベントの多い時期には，食事や過労など特に注意が必要です．

● イベントによる塩分過多や過労に注意
　様々なイベントに対して，「譲れないことは何かを確認し，

それはどのくらい心臓に負担になっているのか，本当に禁止する必要があるのか，主治医と相談して，判断する」[1] ことが心不全を予防するうえで重要となります.

● **感染症に注意**

　感染が流行する時期でもあります (p.92「⑱感染の管理」参照).

　人込みを避け，親戚の集まりも注意が必要です.

> - 寒暖差に注意する.
> - 感染予防を行う.
> - 大掃除や雪かきは少しずつ行い一度にしないように注意する.
> - 前屈みになる動作は避け，モップなどを利用して負荷をかけないようにする.
> - イベント時は，食べ過ぎや塩分の取り過ぎに気をつける.
> - 買い物は荷物を持ってもらう.
> - 過活動に注意し，安静にする時間を設ける.

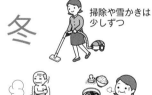
冬　掃除や雪かきは少しずつ

集まりのときは感染に気をつける

寒さ対策を行う　食べ過ぎ，塩分の取り過ぎに注意

過労に注意

文献

1) 日本循環器学会 (編). 心不全療養指導士認定試験ガイドブック, 第2版, 南江堂, p.207, 2022

㉒ 旅行時の管理

a 誰とどこに行きますか？

　お仕事や家族旅行など目的は異なりますが，旅行時は遅寝早起きをしてしまう方が多くいます．また，旅行時の食事内容や食事時間の変化，これに伴う消化不良，高温多湿な気候が水分バランスを変化させることがあります．余裕をもってスケジュール，プランを立てるようにしましょう．

b 移動手段はどうしますか？

　心不全のステージ，状態によりますが，飛行機には注意が必要です．機内の気圧は 0.7〜0.8 気圧程度に低下し，酸素濃度も地上の 70〜80％くらいとなります．心臓のポンプ機能が低下している心不全患者さんは，必要な酸素を全身に送れなくなるなど心臓への負担が大きくなってしまいます．またバス旅行などでは，車内トイレがあるバスを選びましょう．旅行中はトイレが気になり利尿薬をスキップすることがあります．また機内，車内の乾燥などがあってもトイレの心配で水分を控える場合もあります．水分のバランスも崩しやすく，飲水量の調節も必要です．

c 忘れがちな持ち物

　お薬は，災害や何かのトラブルで帰宅がのびる場合も考え，旅行日数分とプラスで持参しましょう．お薬手帳も持参すると万が一のときにも安心です．血圧計や心不全手帳，またペースメーカー手帳なども荷物となりますが，必ず持参しましょう．最近は電子手帳などもあります．日ごろからうまく利用するとよいでしょう．

2　心不全症状とその管理

① 心不全の症状

　心不全とは，心臓の働きが低下したため血液が滞って体に必要な十分な血液を送り出せない状態です．心不全の症状には，血液が滞って生じる症状（うっ血）と，血液が足りないことによる症状（低心拍出）に分けられます．

a うっ血の症状 （図1）

●息切れ

　心臓が血液を送り出せないと，肺に血液がうっ血し肺が水浸しの状態になり酸素不足になります．そのため，少し

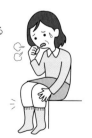

うっ血の症状
送り出せない血液が，からだにたまることにより，
以下のような症状が出やすいです．
●息苦しい
●夜間に咳が出る
●横になると苦しい
●動いたときに息が切れる
●体重が増える
●足がむくむ
●食欲がない

図1　うっ血の症状

　[日本心不全学会．心不全手帳第3版　http://www.asas.
or.jp/jhts/topics/shinhuzentecho.html より引用]

動いただけでも息切れを感じます．横になると，心臓に戻る血液が増えるため，肺のうっ血が強くなりさらに息切れがひどくなることがあります．夜中仰向けで寝ていると息苦しい，座位になると楽になる（起座呼吸）といった症状は心不全の悪化を強く疑います．また，前屈をすると（靴下を履いたり，靴紐を結ぶなど），胸と心臓のなかの圧が高まるため，うっ血が強くなり息切れが強くなります．このような症状を bendopnea と呼び心不全の悪化を強く疑います．

●咳

　肺に血液がうっ血し，水分が気管支や肺胞に漏れ出ると咳や息がぜいぜいする（喘鳴）といった症状が現れます．咳は特に夜間や横になったときにひどくなることがあります．重症になると咳から出る痰は血液が混じってピンク色で泡立つこともあります．

●むくみ

　体の末端に血液が滞り水分がたまります．そのため，足やすね，顔などにむくみが生じます．すねのむくみは，押さえると指の跡が残ることが特徴です．長時間の立ち仕事やデスクワークなどでも足がむくむことがありますが，ずっと同じ姿勢の状態でいると，ふくらはぎの動きが少なくなり，筋肉の収縮作用によるポンプ機能がうまく働かなくなり足の血液が心臓に戻りにくくなるためで，心不全のむくみと区別する必要があります．

●食欲がない

　むくみは，手足や顔の目に見えるところだけでなく，胃や腸などの内臓にも起こります．消化管にむくみが起こると胃腸の働きが低下して食欲が低下して体重も減少します．

ⓑ 低心拍出の症状 (図2)

●血圧の低下

心臓が血液を十分に送り出せないため血圧が下がります．心臓は血液を一生懸命送ろうと心拍数を上げて頑張るため頻脈（心拍数が早くなる）を起こすことがあります．

●疲れやすい

心臓が血液を送り出せないため，筋肉や内臓に十分な酸素や栄養が届きません．そのため，全身のだるさや疲れやすさを感じます．

●手足が冷たい

体の末端に血液が十分に送り出せないため，血の巡りが悪くなり手足が冷たい，酸素不足で血色が悪くなります（チアノーゼ）．

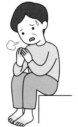

低心拍出の症状
全身に血液が十分に
行き届かないことにより，
以下のような症状が
出やすくなります．
●血圧が下がる
●疲れやすい
●からだがだるい
●手足が冷たい

図2 低心拍出の症状

[日本心不全学会．心不全手帳第3版 http://www.asas.or.jp/jhfs/topics/shinhuzentecho.html より引用]

② 体重の測定方法

　心不全は，心臓のポンプ作用が低下し，心臓が血液を効率よく送り出せず，体内に余分な水分が蓄積するために体重が増加します．体重は毎日測定することで体調の変化が把握でき，心不全の増悪予防につながります．

　しかし，自宅に体重計がない，体重計に乗れない，数値が見えないなど，測定が困難な場合もあります．その場合は，息切れやむくみなどの心不全症状，血圧の変化などを観察をすることが重要となります．普段行っている日常生活の動作が，息切れがなくできているか，普段と違う様子はないか観察することも大切です．

　体重測定の注意点として，ペースメーカーを使用している患者さんでは，体組成計・体脂肪計の機能がある体重計は避けてください．ペースメーカーは微弱な電流を流すため，ペースメーカー本体に影響を与える可能性があります．

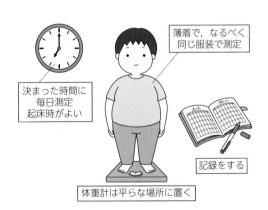

決まった時間に
毎日測定
起床時がよい

薄着で，なるべく
同じ服装で測定

記録をする

体重計は平らな場所に置く

図1　体重測定の方法

体重計購入の際には，足台が安定していて，画面が見やすく，滑りにくい素材でできているかを確認し，自分に合った体重計を見つけるよう指導しましょう．

【体重測定の方法（図1）】
①体重計の場所：平な場所に体重計を置くようにします．
②体重測定のタイミング：なるべく決まった時間に測定します．「起床直後の排尿したあとに測定するのが望ましい」[1] といわれています．
③服装：できるだけ薄着で，なるべく同じ服装で測定します．
④測定頻度：毎日測定するのが理想的です．デイサービスなどで定期的に測定してもらうのも一案です．
⑤記録：毎日，記録をすることが大切です．心不全手帳を活用しましょう．

文献
1）眞茅みゆき（監修）．心不全ケア教本，第2版，メディカル・サイエンス・インターナショナル，p.322，2019

Ⅱ　心不全に必要な管理と方法

③ 症状の観察方法

　体重増加，息切れ，むくみ，食欲低下，倦怠感，不眠などの観察を行います．体重以外は本人もなかなか気がつかないこともあるため周囲の観察も必要です．

a 活動後の呼吸の状態をみる

普段に比べ…

- 呼吸数が多い
- 自覚症状が強い
- 回復時間が長い
- 休憩回数が多い
- 労作が遅い

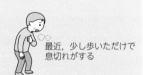

最近，少し歩いただけで
息切れがする

　以上のようなら増悪のサインです．はやめに医療者に相談しましょう．

b 普段の様子，言葉のなかから増悪を予想する

　特に高齢者の患者は慢性的な呼吸困難を意識していないことも多いです．身体の重さ，だるさ，しんどさなどの訴えとなり，日常生活で当り前になっています．また元気がなかったり食欲がなかったりすることや認知機能低下，錯乱，傾眠，食欲不振が主症状のことがあります．

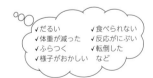

✓だるい　　　✓食べられない
✓体重が減った　✓反応がにぶい
✓ふらつく　　✓転倒した
✓様子がおかしい　など

- 「歳をとるとしんどい.」⇒呼吸困難，息切れ
- 「足が腫れてるけど，前から.」「食べ過ぎて，体重が増えた.」⇒体液増加，浮腫
- 「咳が出るし，風邪をひいた.」⇒うっ血，倦怠感
- 「便秘だから，食欲も出ない.」⇒腸管浮腫
- 「手足が冷たいのは冷え性」⇒低灌流

C 実際の観察

毎日，下肢浮腫を観察しましょう（図1）.

- 両側の下肢を比べ，両下肢の大きさ，静脈，腱，骨の浮き出しをみる.
- 足背，脛骨前面，両側の内果（内くるぶし）後方を親指で5秒間ほど，しっかり丁寧に押す.

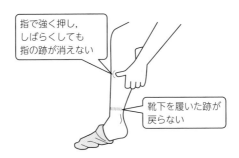

指で強く押し，しばらくしても指の跡が消えない

靴下を履いた跡が戻らない

図1 下肢浮腫の観察

④心不全手帳の活用方法

a 心不全手帳とは

　心不全手帳は，心不全患者さんやそのご家族が，心不全の悪化を防ぎながら自宅での生活が送れるよう，自己管理を支援するものです．心不全手帳を有効に活用するには，患者さんやご家族が心不全手帳の使い方を理解する，医療者や介護従事者が患者教育に活用する，日々の体調の記録により増悪の徴候を早期に把握する，患者さんの情報を多職種で共有することが重要です．

b 心不全手帳の特徴 (表1)

　①患者教育に活用する「心不全に関する知識」
　②自己管理を支援し体調の変化に気づく「毎日の記録」
　③医療者，介護従事者の連携を支援する「地域連携ノート」

表1　心不全手帳の内容

* 心不全手帳の使い方
* 心不全とは
* 心不全の悪化を防ぐために
  * 心不全のサインの観察
  * 心不全に影響を及ぼす病気
  * 心不全を悪化させる原因
* 心不全の検査と治療
  * 心不全の検査
  * 心不全のお薬
  * お薬以外の治療方法
* 心臓リハビリ
  * 運動による治療方法
  * 活動の目安
* 日常生活の心がけ
  * 食事・症状・便通・入浴
  * 禁煙・節酒・感染症
  * ストレス
* 通院連携・連携ノート
* 毎日の記録
  * 家庭血圧の測定方法
  * 体重測定の目的・方法
  * 毎日の記録

C 心不全手帳の使い方

● 患者さん・ご家族

　医療者は入院中あるいは退院前に，心不全手帳の使い方を患者さんやご家族に伝えます．重要な点は以下のとおりです．

①手帳を読み，心不全の正しい知識を得ていただく

②体重，血圧を毎日測定するとともに，5つの症状を患者さん自身あるいは家族が観察し「毎日の記録」に記入する（図1）．

毎日の記録 記入例 を参考に，記入しましょう．

2022年		日	月	火	水	木	金	土
月／日		6／5	6／6	6／7	6／8	6／9	6／10	6／11
体　重 (kg)		59.0	59.0	58.8	58.6	58.5	58.8	58.8
血圧 (mmHg)	朝 (脈拍 回/分)	110/72 (68)	112/80 (72)	119/79 (78)	105/69 (62)	123/83 (66)	110/70 (69)	118/72 (79)
	寝る前 (脈拍 回/分)	111/71 (66)	120/85 (68)	108/69 (70)	105/72 (63)	110/72 (65)	108/69 (82)	105/80 (73)
自覚症状	息切れ	有・無	有・無	有・無	有・無	有・無	有・無	有・無
	むくみ	有・無	有・無	有・無	有・無	有・無	有・無	有・無
	疲れやすさ	有・無	有・無	有・無	有・無	有・無	有・無	有・無
	食欲低下	有・無	有・無	有・無	有・無	有・無	有・無	有・無
	不眠	有・無	有・無	有・無	有・無	有・無	有・無	有・無
運動 (○か×で記入)		○	×	○	○	×	×	○
服薬チェック	朝	☑	☑	☑	☑	☑	☑	☑
	昼	☑	☑	☑	☑	☑	☑	☑
	夕	☑	☑	☑	☑	☑	☑	☑

図1　心不全手帳「毎日の記録」

[日本心不全学会．心不全手帳第3版　http://www.asas.or.jp/jhfs/topics/shinhuzentecho.html より引用]

　③血圧が高い，体重が増えている，症状がある場合は受
　　診する.
　④医療機関の受診，デイケア・デイサービスなどの利用，
　　旅行などでは必ず携帯する.

● **医療者・介護従事者**

　患者さんやご家族への教育，症状悪化の徴候の観察に利
用するとともに，医療者や介護従事者との情報共有のツー
ルとして使用します．重要な点は，以下のとおりです.
　①受診時や自宅訪問時は，必ず「毎日の記録」を確認し，
　　体重の増加，血圧の上昇（低下），自覚症状の変化を観
　　察する.
　②「毎日の記録」が記録できていれば褒め，できていない
　　場合はその理由を評価し，記録できるよう支援する.
　③連携ノートにより，医療者や介護従事者間で情報を共
　　有する.

d 医療者・介護従事者の活用のポイント

　心不全手帳の活用のポイントは，「正しい知識の普及」「療
養支援と自己効力感の向上」「増悪徴候の早期発見」「情報共
有」の４点です．医療機関受診時，デイケア・デイサービ
ス利用時に，医療者や介護従事者が手帳の記録を確認し，
患者・家族と情報共有することで，患者，家族は医療者や
介護従事者から"見守られている"ことを実感します．記録
ができていることをほめることは，患者や家族の自己効力
感の向上につながります.

日本心不全学会　心不全手帳

3 緊急の相談・受診の目安

　心不全は無症状のときも徐々に悪くなっている場合があります.

　それではどのようなときに受診すればよいのでしょうか.

　心不全症状が出現する前,もしくは症状が軽いうちに早い段階で受診をすることで,心不全が悪くなるのを予防できる可能性があります(図1).

　危険な状態になる前に,受診を行い心不全増悪を防ぐことが大切です.

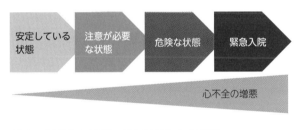

安定している状態　注意が必要な状態　危険な状態　緊急入院

心不全の増悪

図1　心不全の経過に伴う患者さんの状態

a 体調を観察しましょう

　毎日体重を測定し,むくみや息切れなど,いつもと違う変化を観察すること,定期受診を行うこと,処方された薬を確実に服用することが心不全増悪予防に対して重要となります.

【心不全が安定していると考えられる状態】
- 息切れの悪化がない.
- むくみの悪化がない.
- 血圧の変化やふらつきなど，新たな症状がない.
- 急な体重増加・減少がない.
- 活気がある.

b 早めの受診が必要な状態（図2）

　1週間に2kg以上の増加があったとき，普段は問題ない活動でひどい息切れを認めるようになった場合，または血圧や脈拍に大きな変動があり安静にしても改善しない場合などは，定期受診日の前でもかかりつけの医療機関に相談し，受診することが必要です.

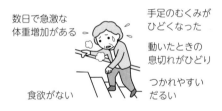

数日で急激な
体重増加がある

手足のむくみが
ひどくなった

動いたときの
息切れがひどい

食欲がない

つかれやすい
だるい

図2　早めの受診が必要な状態

【対応】
- かかりつけの医療機関に連絡し相談する.
  - すぐに受診が必要か
  - 定期受診まで様子をみてよい状態か

今日の臨床検査

2023 2024

監修 矢冨 裕
山田俊幸
編集 下澤達雄
佐藤健夫
松井啓隆
長尾美紀

■B6判・620頁　2023.6.　定価5,280円(本体4,800円＋税10%)

基準値を
わかりやすく示し,
疾患・病態, 保険点数が
ひと目でわかる

ご愛顧いただき
初版から36年

より
見やすく　より
わかりやすく　より
使いやすく

臨床検査のエッセンスを
コンパクトにまとめた決定版!

2023-2024年版の特長

- ☑ *MET*遺伝子 エクソン14スキッピング変異,
*FGFR2*融合遺伝子,
SARS-CoV-2・インフルエンザウイルス抗原同時
検出など, 新たに16項目を追加

- ☑ 「JCCLS共用基準範囲」, 各学会等より示された
「臨床判断値」を併記

- ☑ 「外来迅速検体検査加算」項目マークを新設.
迅のアイコンで明示

C すぐに受診が必要な状態 (図3)

　意識の障害があり，安静にしていても息苦しさを感じる
ような場合は緊急性が高いため可能であれば直ちにかかり
つけの医療機関に相談し（相談が難しい場合は緊急要請を優
先してもよい），救急車を要請します

　緊急に外来受診をするときは，診察券，お薬手帳，患者
手帳（心不全手帳など）を必ず持参してください．病院での
情報共有がスムーズに行えます．

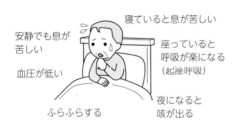

図3　すぐに受診が必要な状態

【対応】
- 意識の障害がある場合：直ちに救急車を要請する．
- 上記以外：病院に連絡し，直ちに受診する．

d 連絡方法の確認

　心不全の症状悪化を認め，受診が必要なときに，どの医
療機関に連絡をするかをあらかじめ，患者さんと家族・介
護者の間で確認しておくことが大切です（図4）．「在宅医や
訪問看護，かかりつけ医，急性期病院など複数の医療機関
が関連している場合は，どのような状況でどこに連絡する
べきか，夜間の対応，救急搬送の受け入れ先なども含めて

検討」[1] しておきましょう．緊急時・相談時の連絡先は，病院によって外来対応，病棟対応など相談窓口が異なる場合があり，図5のように連絡先を表示しておくことも重要です．

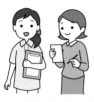

救急隊にどのようなことを伝えるか話し合っておく

家族や関係する支援者と連絡先を共有する

緊急時の連絡先がわかるようにする

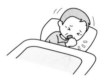

図4　緊急時の準備

文献

1）日本循環器学会（編）．心不全療養指導士認定試験ガイドブック，第2版，南江堂，p.132，2022

【緊急時の連絡先】

- 緊急時の医療機関の連絡先は自宅に表示し，携帯電話に登録しておく．
- 本人と家族や関係する支援者が共通の連絡先を把握しておく．
- 救急隊に連絡後，どのようなことを伝えるとよいか話し合っておく．
- 終末期の状態で在宅での看取りの希望がある場合はどのような対応を希望するか事前に話し合っておく．

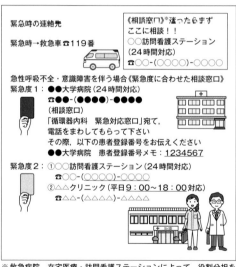

※ 救急病院，在宅医療・訪問看護ステーションによって，役割分担を行い，状況別の受け入れ先を明確にしておき，患者・家族に指導する．

図5　緊急連絡先の提示方法

［日本循環器学会（編）．心不全療養指導士認定試験ガイドブック，第2版，南江堂，p.132，2022より引用］

第Ⅲ章
災害時の対応

a 災害への備え

　災害には，地震，津波，火山の噴火，大雨・台風，土砂災害，竜巻，雪害などがあります．災害時においても，心不全を適切に管理し，悪化させないためには，平時からの備えが重要です．心不全患者さんが災害に備え，取り組むべき対策を表1にまとめています．日頃から災害に向けた対策がされているか，患者さんやご家族とともに確認をしましょう．

b 災害発生時の対応

　災害発生時に，一般的な対応に加えて心不全患者さんが取るべき行動には以下のようなものがあります．

- 避難場所や避難ルート，避難の必要性を確認する．
- あわてて行動をすると心臓に負担がかかることがあるため，避難所へ避難するかどうかは早めに判断し，時間的余裕をもって行動する．
- 災害時の持ち出し物品（一般的な生活必需品，内服薬，心不全手帳や身体障害者手帳などの手帳，保険証，使用している場合は酸素ボンベなど）を準備し，避難に備える．
- 避難にあたり援助が必要な場合は，近隣や訪問看護ステーション，消防などに援助を要請する．

c 災害時の心不全増悪を予防するために

　災害発生時は身体的・精神的ストレス，ライフラインの断絶，食料や物資の不足，医療および介護サービスの低下により心不全が悪化しやすくなります．災害時でもできるだけ心不全を悪化させないよう注意すべき点があります．

表1 取り組むべき対策

項目	具体的な対策
内服薬	・災害時の薬の紛失や病院を受診できない場合に備え，薬の残量にゆとりを持たせておきましょう ・残薬は，非常時にすぐに持ち出せる場所に保管をしておきましょう ・残薬の使用期限を定期的に確認し，期限が近づいている場合は新しい薬に交換しましょう ・お薬手帳などに現在内服している薬の種類，量，服薬回数を記載しておき，災害時に持ち出せるようにしておきましょう ・内服薬といっしょに，薬を飲むための水も準備しておきましょう
食事	・一般的な非常食には塩分が多く含まれているため，非常食を備蓄しておく際は，できるだけ塩分控えめのものを選びましょう
在宅酸素	・普段から安全な場所に酸素濃縮器を設置，酸素ボンベを保管しておきましょう ・携帯酸素ボンベは何時間持つのかを確認しておきましょう ・携帯酸素ボンベは空瓶が出たら早めに注文しておきましょう ・酸素業者の連絡先を手帳などに控えておき，災害時に持ち出せるようにしておきましょう
各種手帳や保険証	・身体障害者手帳やペースメーカ手帳，保険証などは，災害時にすぐに持ち出せるよう，保管場所を把握しておきましょう
緊急時の連絡先	・心不全手帳などに，かかりつけ医，かかりつけ薬局，利用している訪問看護ステーションや介護施設の連絡先を記載しておきましょう ・災害時に避難所などへの移動が困難な場合の連絡先について，心不全手帳などに記載しておきましょう

● 食事

　災害時の食事は，インスタント麺，おにぎり，パンなどの主食やレトルト食品が中心となり，塩分制限が難しくなります．そのため，事前に塩分量が少ない非常食を備えておき，災害時はそれを食べるようにすること，非常食を食べるときは含まれている塩分量を確認し，より塩分量が少ない食品を選択することで，できるだけ塩分摂取量を抑えられるよう工夫することが大切です．

● 服薬

　災害時でも薬の飲み忘れがないようにする必要があります．避難所での生活ではトイレへ行くことをためらい，利尿薬を中断してしまう場合があります．利尿薬の中断は心不全悪化につながるため，普段から服薬の継続の重要性を説明し，災害時の対策を検討しておきましょう．

● 感染予防

　ライフラインの断絶や避難所での集団生活による衛生状態の悪化により，災害時は感染症にかかりやすくなります．感染症は心不全悪化の原因となるため，災害時でも手洗いやマスク着用などの感染予防に努めることが大切です．また，平時からインフルエンザや肺炎球菌ワクチンを接種しておくことも感染を防ぐためには不可欠です．

● 睡眠

　災害時は避難所での慣れない生活や精神的ストレスなどから眠れない人が多くいます．睡眠不足は心不全を悪化させる場合があるため，災害時であっても十分な睡眠が必要であることを指導し，できるだけ眠れるような環境を整えましょう．

第Ⅳ章

介護者への支援

a 心不全患者の家族が担う介護

●食事

第Ⅱ章を参照.

心不全患者の介護で重要なのは減塩です．食塩を摂り過ぎるとむくみが酷くなり，心不全を悪化させてしまう可能性があることを，家族や介護者が理解して食事を提供することが大切です．「このくらいは，大丈夫」「塩分が少ないと，味気ないから，食べてくれない」といった理由で，減塩がうまくいかないことも多いです．また，せっかく減塩食で調理しても，醤油や食塩をあとから加えるようでは効果がありません．具体的な減塩の方法は p.51 を参照してください．

肥満傾向になると心不全の悪化が懸念されるので，カロリーの調整も必要です．逆に痩せて食事が摂れない方には，栄養の補食が必要になります．

人によって食事の回数が 1 日 3 回とは限らず，食事回数が減ると服薬に影響するため，規則正しく食事を摂り，決められた服薬も行えるような支援が必要になります．

●水分

医師から指示された水分摂取量が守られているか確認します．飲んだ量の確認方法として，たとえば，1 日の水分量が 800 mL だったら，水筒などに 800 mL を入れておき，1 日かけて飲み切るようにすれば，容易に摂取量が把握できます．水以外の味噌汁やスープ，コーヒーなども摂取量に加えましょう．

●服薬

処方された薬を決められたとおりに服用することは，病状を悪化させないために重要です．患者が自己管理できず家族が管理できる場合は，家族が声かけや服薬の介助がで

きるよう支援します. 利尿薬などは,「これを飲むとトイレ
が近くなるから」といった理由で, 自己判断で服用しなくな
る患者もいますので, 残薬を確認するなどの必要がありま
す.

　薬の形状が原因で飲みにくいから飲まない場合は, 医師
との相談が必要です. また「薬は, 食後に飲むもの」と思い
込んでいると, 食事を抜くと, 服薬も抜けがちになります.
服薬への理解の程度や食生活に合わせて, 服薬回数を1日
1回, あるいは2回程度に減らすことができないか, 医師
に相談してください.

● その他

　①入浴:心臓に負担がかからないよう, 洗身や洗髪など
の介助をしたり, 湯温の調整や脱衣場の保温をしてヒート
ショックが起こらないようにします.

　②通院:定期的に通院し, 家族や介護者は医師から治療
の内容, 生活上の留意点, 予後などについて話を聞き介護
に活かします. 通院が困難な場合は, 介護タクシーの利用
や, 訪問診療など, 定期的に医師の診察が受けられるよう
にします.

　③排泄:冬場のトイレや利尿薬による頻尿などで, 失禁
が見られるようになると, 家族の負担も多くなります. 寒
い時期は, 夜間だけポータブルトイレやリハビリパンツを
使用するなどにより, 本人も家族も楽になることがありま
す.

b 介護負担を軽減する工夫

　上記のような介護を常に行う家族は, 心身を休める時間
が持てなくなります. 家族に過度な介護負担が生じていな
いか, モニタリング・評価を常に行っていきます. 介護負
担には, 身体的負担, 精神的負担, 経済的負担, 認知症介

護などがあります．介護者の表情に疲れが見えたり，痩せてきたり，サービスの利用料が滞るなど，何かしらの疲労のサインを見逃さないように注意します．

　介護負担を減らす工夫として，少しでも患者と離れる時間をつくることで，休養が取れてリフレッシュできます．積極的に支援制度を利用し，介護負担を軽減することで，在宅介護を継続させることができます．介護保険では，通所系サービス（デイサービスやデイケア），宿泊ができるショートステイ，小規模多機能型居宅介護などのサービス（泊まり・通所のヘルパー・看護師などの派遣を行う）があります．ケアマネジャーと相談して，積極的に利用し，介護者の心身の休養を取るようにしましょう．

C 介護従事者と医療従事者の情報共有による介護者支援

　介護従事者と医療従事者は車の両輪のようなもので，連携は必須です．病状の安定化させ，重症化を防止するため，医師や看護師などの医療従事者は内服処方や在宅療養上必要な情報を提供し，それを受けて介護従事者は患者や家族を支援します．医療従事者と介護従事者双方が，密に情報交換し，すり合わせていく必要があります．具体的には入退院時のカンファレンス・入院時情報提供書・退院時カンファレンス・担当者会議などで情報交換や役割分担を行い，加えて，電話やFAX・メール・メディカルケアステーション（MCS）などの医療連携ツールなどのICTも活用しながら，積極的に情報共有していくことが求められます．

第 V 章

認知機能が低下した患者への対応

　超高齢社会を反映し，高齢者の増加に合わせて，日常生活やケアを支援するうえで認知症が疑われる患者に接する機会が増えつつあります．

　認知症をケアするというと，「問題行動への対応」のイメージが先行しがちです．しかし，私たち医療従事者が，認知症を知ることで，患者の苦痛の緩和を図ることができ，家族の負担に対して適切な支援を提供することが可能となります．

a 認知症とはなにか

　認知症というと，「もの忘れ（記憶障害）」のイメージが強いのですが，患者に苦痛を与えるものは，記憶障害にとどまりません．

> 【認知症とは】
> ①正常に発達した知的機能が持続的に低下する．
> ②複数の認知機能障害がある．
> ③その結果，日常生活や社会生活に支障をきたしている．
> の3つを満たし，かつ意識が清明である（せん妄を除外する）場合を指す．

　ポイントは，社会生活が営めなくなる点にあります．

b 認知症を知る

　認知症は，治療における意思決定能力の低下や，治療アドヒアランスの低下などセルフケアの能力の低下と関連します．

表1 認知機能障害とそれぞれの症状の例

	症状の例
実行機能	・段階を踏むような作業を進めるのに以前よりも努力を要する ・複数の作業を同時に進めることが苦手になる ・電話などで作業を中断されると再び始めることが難しくなる ・整理や計画に努力を要するため，疲れる
記憶	・最近の出来事を思い出すのに苦労する ・映画や小説の登場人物を覚えるために，読み返しが増える ・会話のなかで同じ内容を繰り返す ・予定を思い出すことができない
言語	・喚語困難 ・「あれ，それ」とか「何を言いたいのかわかるよね」を使う
視空間認知	・道に迷う ・組み立てや縫い物，編み物が苦手になる
社会的認知	・場の雰囲気をつかんだり，表情を読んだりすることが苦手になる ・共感が減る

● **認知症とケア**

高齢患者では，記憶や実行機能などの認知機能領域が障害されやすくなります（表1）．

特に治療・ケアを検討するうえで重要となるのは，実行機能です．

実行機能は，目的を持った一連の行動を自立して成し遂げる機能であり，段取りを立てる，見通しを持った行動と関連します．実行機能障害があると，段取りを立てることや臨機応変の対応が難しくなり，セルフケアが困難になります．

認知機能障害が疑われる場合には，日常生活・治療を安全に遂行するうえでの障害を同定し，身体機能評価，社会的問題も合わせて評価をしながら多職種の視点から把握し

ます.

> 【認知症が疑われる場合の注意点】
> ①意思決定能力が不十分である可能性がある. 本人
> の言葉で理解・認識を確認し, 認知機能障害の程
> 度に応じたわかりやすい説明を行う (支援付意思
> 決定).
> ②治療に関連した有害事象を予測し, 可能な予防策
> を行う.
> ③せん妄の予防策を行う. 脱水に注意をするととも
> に, ベンゾジアゼピン系薬物の使用を避ける.
> ④客観的な身体症状評価を強化し, 十分な症状緩和
> を行う. 特に認知機能障害のある場合, 痛みなど
> の苦痛を適切に伝えることは早期から難しくなる.
> 可能な限り定期薬での症状コントロールを意識す
> る.

● **患者が自己決定をできるように支援する**

　認知症の診断と, 本人が決めることができるかどうか (意
思決定能力の有無) とは別の問題です. たとえ認知症があっ
たとしても, 本人が「好き, 嫌い」を意思表示できるレベル
であれば, 部分的にでも意思決定能力はあることを前提に
支援を行います.

● **本人の理解や認識に合わせて, 説明や支援方法を工夫する**

　本人の持つ認知能力を最大限に活かして, 本人が理解し,
比較検討できるように支援をします.

【臨床でできる工夫】
①本人との信頼関係をしっかりと築く.
②大事な話に集中できるよう静かな環境を用意する.
③家族との関係に配慮をする（本人が遠慮をしている場合には，面談を分けるなどの配慮をする）.
④焦らせない，十分な時間を用意する.
⑤選択肢を明確に示す．メリットとリスクの重要な点を明確に示し，話し合う.
⑥話し言葉だけではなく，紙に書いて文字で示す.

● **本人の言葉で理解・認識を確認する**

　本人がどのように理解したのかを本人の言葉で確認します．たとえば，「今説明した内容をどのように受け止めたのか知りたいので，あなたの言葉で話して欲しい」「今日のお話をご家族にどのように伝えますか？」などと尋ね，本人の理解・認識を確認します.

【確認のポイント】
①主要なポイントを選択するあいだ本人が記憶できているか（紙を見ながらでも確認できればよい）.
②選択肢の比較ができているか.
③比較・判断は，本人の価値観と一致しているか．明らかな不合理はないか.
④本人は決めた意向を明確に示すことができているか.

　従来意思決定能力の低下している場合には，保護的な観点から慣習として代行決定が行われてきました．しかし，ノーマライゼーションの概念の普及とともに障害者観は大きく変化し，障害者の自己決定を尊重し，可能な限り残存能力を活用したニーズに合った支援を行う流れに変わりつ

つあります．「忘れてしまうから」決められないとすぐに判断をしてはなりません．

● 痛みや身体的な苦痛に注意する

認知症の人の場合，

①痛みをうまく認識できず，突発的な変化に反応してパニックや不安・焦燥感として表現されることが多い．

②苦痛をうまく言葉に表現できず行動として出がちになる．

のために，大声をあげたり，パニックになったりし，行動・心理症状（BPSD）と似た状態と誤って捉えられることがあります．このときに，医療従事者に求められることは，痛みを疑いまず痛みの緩和を図ることです．ときに不穏だから向精神薬で鎮静と判断するのは注意が必要です．

文献

1）中島健二（編）．認知症ハンドブック，医学書院，2011
2）日本神経学会．認知症疾患診療ガイドライン 2017，医学書院，2017
3）日本老年精神医学会（編）．老年精神医学講座　総論・各論，ワールドプランニング，2009

第VI章

アドバンス・ケア・プランニング(ACP)の重要性

a アドバンス・ケア・プランニング（ACP）とは

　アドバンス・ケア・プランニングとは，「人生会議」とも呼ばれ，個人が自分らしい生活が送れるように，またもしものときにはその人の意向が尊重された医療・ケアを受けることができるように，信頼できる人たちと繰り返し対話を重ねるプロセスのことです（図1）．話し合いは，図2のような流れに沿って行います．心身の状態に応じて思いは変化していくため，考え話し合うことが大切です．

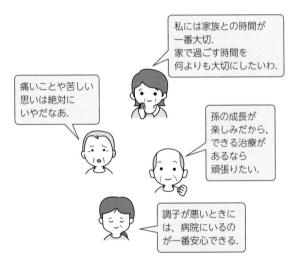

図1　それぞれの価値観

[日本心不全学会．心不全手帳第3版　http://www.asas.or.jp/jhfs/topics/shinhuzentecho.html より引用]

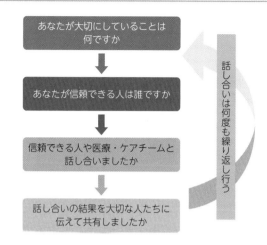

図2 話し合いの進め方

［厚生労働省. 人生会議（ACP）普及・啓発リーフレット
https://www.mhlw.go.jp/content/10802000/000536088.
pdf より引用］

b アドバンス・ケア・プランニングを進めるにあたって大切なこと

　アドバンス・ケア・プランニングを進めるにあたり，①本人が意思決定の中心であること，②本人が意思をきちんと伝えられるように支援すること，そして③意思が変わるのは自然なことであり，いつでも変更可能であることを伝えることが大切です．また，本人が意識障害や認知機能の低下などで意思を伝えるのが難しくなった場合，代わりに本人に意思を代弁し，医療者と話し合ってくれる人のことを「代理意思決定者」といいます．その代理意思決定者を決めること，そして代理意思決定者と意思や価値観を共有し

ておくことは，本人が意思決定能力を失った際にも，本人の意向に基づいた医療・ケアが選択されるうえで重要です．

C アドバンス・ケア・プランニングを進めるタイミング

　アドバンス・ケア・プランニングは繰り返し行われますが，病状が進行するとアドバンス・ケア・プランニングの内容はより深く，具体的になってきます．アドバンス・ケア・プランニングを進めるタイミングの例を表1に示します．本人の価値観や大切にしたいこと，してほしくないこと，希望，人生の目標，将来の医療に対する希望などを考慮しながら，将来の治療やケアについてともに考えていくことが大切です．

表1　アドバンス・ケア・プランニングを進めるタイミング

- 心不全とはじめて診断されたとき
- 心不全退院後の初回外来時
- 症状増悪や QOL・ADL 低下を認めたとき（例：介護保険の介護度が変わったとき）
- 運動耐容能の低下（特に通院が厳しくなってきたとき）
- 再入院を繰り返すとき（2 回 / 年以上の心不全増悪による再入院）
- 配偶者の死亡などの主なライフイベント
- 患者・家族自身から申し出があるような場合
- 在宅医療の介入が始まったとき
- 状態が安定しているときも年に 1 回は検討する

［「地域におけるかかりつけ医等を中心とした心不全の診療提供体制構築のための研究」研究班：地域のかかりつけ医と多職種のための心不全診療ガイドブック https://www.mhlw.go.jp/content/shi（2023 年 7 月 31 日参照）より］

第VI章

活用できる社会資源

1　活用できる医療・福祉・介護などの社会資源

① 訪問診療

　心不全患者の高齢化に伴い，フレイルや病状・併存疾患進行のために病院へ通院できない患者が急増しています．また，2025年には75歳以上の後期高齢者が人口の約2割を占めることは確実で（2025年問題），病床不足も懸念されています．通院困難な患者へは，医師が直接患者の自宅あるいは施設へ訪問する在宅医療の提供が可能です．

> 【在宅医療の対象】
> ①自分ひとりでは「通院が困難」と医師に判断された
> 　患者さん
> ②提供医療機関から直線距離で16km圏内
> ③訪問先が自宅か居宅系施設

　在宅医療には往診と訪問診療の2種類ありますが，両者の違いは「往診は患者・家族などの依頼に応じて出向いて診療すること（臨時）」，「訪問診療はあらかじめ患者さん同意の下，計画的に訪問して診療すること（定期）」と理解します．通院困難な患者さんの増加を反映して，外来通院の代わりに医師が訪問する訪問診療の件数は年々増加傾向にあります（図1）．

　このような現状に対し国は在宅医療の充実を推進しており，下記条件を満たす在宅支援診療所・在宅療養支援病院は通常よりも高い診療保険点数の算定が可能です．この要件では，24時間365日対応の体制を持つことが特に強調されています．ここから読み取れるのは，患者さんの自宅を病床とし，そこで医師や看護師が診療・ケアを行う「在宅

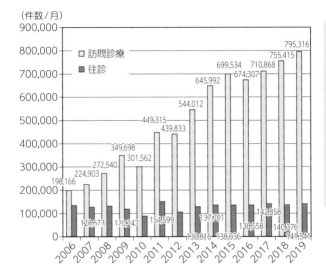

図1　在宅患者訪問診療料，往診料の件数の推移

［厚生労働省．社会医療診療行為別統計　https://www.mhlw.go.jp/toukei/list/26-19.html より引用］

の病院化」の流れで，この流れは今後もしばらく続くものと予想されます．

【在宅療養支援診療所・病院の施設基準】
①24 時間連絡を受ける体制の確保
②24 時間の往診体制
③24 時間の訪問看護体制（他機関との連携でも OK）
④緊急時の入院体制（他機関との連携でも OK）
⑤連携する医療機関などへの情報提供
⑥年に 1 回，看取り数などを報告している
⑦適切な意思決定支援に係る指針を作成していること

　この流れを受けて，主には都市部で専門的な心不全診療可能な在宅支援診療所も増えつつあります．これら診療所のなかには在宅強心薬治療や在宅LVAD管理など，従来は病院でしかできなかった高度な循環器医療を在宅で提供できる機関もあり，心不全患者さんにとっては治療の場所を選ぶ選択肢が増えています．一方で，紹介元の基幹病院・地域中核病院からは心不全対応可能な在宅支援診療所・診療所が見えない，という問題があります．この問題を解決するべく，日本循環器協会が地域の循環器専門医・対応可能医療機関をWeb上で検索可能な「見える化マップ」プロジェクトを始動しており（https://map.j-circ-assoc.or.jp/）今後発展が期待されます．

② 訪問看護

　主治医とともに健康状態を管理してくれます．訪問看護師の行う業務には，以下のような内容があります．

- 全身状態の観察・助言（血圧や脈拍などのバイタルサインや浮腫や呼吸苦の有無など）
- 医療処置（点滴や膀胱留置カテーテル・胃ろうなどの管理，インスリンなどの注射など）
- 褥瘡の予防と処置
- 服薬の管理（内服の遵守の確認や服薬の準備，残薬の確認・整理など）
- 入浴や清拭，口腔ケア，爪切りなどの保清
- 排便コントロール（下剤の調整や摘便，浣腸など）
- 食事や栄養状態の観察や指導
- その他家族への介護指導や相談
- 在宅酸素や人工呼吸器などの医療機器を使用している場合は，機器の使用についての管理や指導など
- リハビリ（身体機能や嚥下など）
- ターミナルケア（在宅での看取りの支援）

　訪問看護では，多岐にわたり在宅療養の支援を行うことができます．病状に合わせて，必要なケアを検討しましょう．入浴介助などは訪問介護（ホームヘルパー）でも介助が可能ですが，心身の状態が不安定だったり，在宅酸素療法を利用しているなど，訪問看護師による入浴介助が安心な場合があります．

　訪問看護の支援は，疾患の急性増悪を予防し，再入院を防ぎます．訪問看護を利用するにあたっては，要支援・要介護認定を受けている方であれば，担当の地域包括支

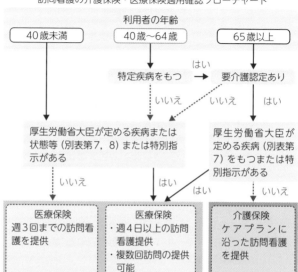

訪問看護の介護保険・医療保険適用確認フローチャート

図 1　訪問看護の保険利用のフローチャート

別表第 7 は p.151，別表第 8 は p.153 を参照
［株式会社エス・エム・エスカイポケ訪問看護マガジン
https://houkan.kaipoke.biz/magazine/nursing-knowledge/
claim-distinction.html より引用］

援センター（要支援 1・2 の方）やケアマネジャー（要介護
1〜5 の方）と相談して，ケアプランに組み込んでケア内容
を決めていきます．要介護認定を受けていない場合でも，
医療保険で訪問看護を受けることができる場合があります
（図 1）．

　訪問看護ステーションのなかには，24 時間体制で連絡が
取れ，緊急時には訪問してくれる事業所があります．さら
に，理学療法士や作業療法士などのリハビリの職員が配置

されている事業所などもありますので，患者の状態に合わせ，また主治医の意見も確認しながら，適切な事業所を選択していきましょう．

a 医療保険と介護保険の違い

訪問看護を利用する際の保険には，疾患や病状によって介護保険で訪問する場合と医療保険で訪問する場合があります．介護認定を受けている利用者は，原則「介護保険」での利用になりますが，病名や状態によって「医療保険」での利用になったり，一時的に「特別訪問看護指示書」によって「医療保険」に移行する場合があります．

● 介護保険での訪問

介護認定を受けている方（要支援1・2，要介護1〜5）は，原則として介護保険での訪問看護になります．その場合は，担当の地域包括支援センター又はケアマネジャーが作成する「ケアプラン（居宅サービス計画書）」に，訪問看護が含まれる必要があり，ケア内容や訪問の頻度や訪問時間などを決定します．同時に，主治医へ訪問看護の必要性やケア内容などについて「訪問看護指示書」の交付を依頼します．要介護度に応じ，1か月に利用できる限度額が異なりますが，その範囲内であれば利用制限はありません．1日に複数回の利用，毎日の利用，2か所以上の訪問看護ステーションの利用などが可能です．限度額を超えた部分は自費になります．訪問の頻度や支援の内容は，最終的に担当者会議で決定します．

● 医療保険での訪問

医療保険による訪問看護が利用できるのは，以下の条件の方です．
- 40歳未満

- 40 歳〜65 歳未満（介護保険第 2 号被保険者）の「16 特定疾病」の対象者ではない

【16 特定疾病】
①がん（がん末期）
②関節リウマチ
③筋萎縮性側索硬化症
④後縦靭帯骨化症
⑤骨折を伴う骨粗鬆症
⑥初老期における認知症
⑦進行性核上性麻痺・大脳基底核変性症・パーキンソン病（パーキンソン病関連疾患）
⑧脊髄小脳変性症
⑨脊柱管狭窄症
⑩早老症
⑪多系統萎縮症
⑫糖尿病性神経障害，糖尿病性腎症，糖尿病性網膜症
⑬脳血管疾患
⑭閉塞性動脈硬化症
⑮慢性閉塞性肺疾患
⑯両側の膝関節又は股関節に著しい変形を伴う変形性関節症

- 40 歳〜65 歳未満（介護保険第 2 号被保険者）で 16 特定疾病の対象者であっても，要支援や要介護に該当しない
- 65 歳以上（介護保険第 1 号被保険者）で，要支援や要介護に該当しない
- 要支援や要介護認定を受けていても，厚生労働大臣が定める「特掲診療料施設基準等・別表第 7 に該当するもの」，精神科訪問看護が必要なもの（認知症は除く），主治医から「特別訪問看護指示書」が出されている期間の利用

【厚生労働大臣が定める疾病等（別表第7）】
　①末期の悪性腫瘍
　②多発性硬化症
　③重症筋無力症
　④スモン
　⑤筋萎縮性側索硬化症
　⑥脊髄小脳変性症
　⑦ハンチントン病
　⑧進行性筋ジストロフィー症
　⑨パーキンソン病関連疾患（進行性核上性麻痺，大脳皮質基底核変性症及びパーキンソン病（ホーエン・ヤールの重症度分類がステージ三以上であって生活機能障害度がⅡ度又はⅢ度のものに限る））
　⑩多系統萎縮症（線条体黒質変性症，オリーブ橋小脳萎縮症，シャイ・ドレガー症候群）
　⑪プリオン病
　⑫亜急性硬化性全脳炎
　⑬ライソゾーム病
　⑭副腎白質ジストロフィー
　⑮脊髄性筋萎縮症
　⑯球脊髄性筋萎縮症
　⑰慢性炎症性脱髄性多発神経炎
　⑱後天性免疫不全症候群
　⑲頚髄損傷
　⑳人工呼吸器を使用している状態

　この別表第7には，心不全は入っていません．要介護認定を受けている心不全患者で，心不全が進行し重篤な症状を有している場合は，特別訪問看護指示書を交付することで医療保険での訪問看護に切り替えることが可能です．

【医療保険での利用上の原則】
- 1回あたりの利用は，30分以上，90分未満
- 1日1回，週3回まで
- 1か所の訪問看護ステーションからの訪問しかできない
- 看護師は，1人で対応（複数人での訪問は不可）

【原則を外れて医療保険で訪問看護を提供できる場合】
- 「特別訪問看護指示書」による指示期間
- 厚生労働大臣が定める疾病等（※特掲診療料施設基準等・別表第7に該当）
- 厚生労働大臣が定める状態等（※特掲診療料施設基準等・別表第8に該当する）
- ※別表第7と別表第8の違いは，別表第7は，介護保険利用患者も医療保険での訪問看護利用へと切り替えることになっているが，8に該当した場合では，別途別表第7に該当したり，特別指示書の交付が行われない限り，介護保険利用者は，引き続き介護保険で訪問看護の利用を継続することになっている.

［上記で訪問看護を利用した場合にできることの例］
- 1日に複数回の利用が可能
- 1週間に4回以上の訪問が可能
- 複数名での訪問が可能
- 必要に応じ長時間の訪問が可能
- 入院期間中の外泊時にも訪問看護を2回まで利用できる
- 退院当日にも訪問看護が利用できる
- 2か所以上の訪問看護事業所からサービス提供が受けられる

【厚生労働大臣が定める状態等（別表第8）】
- 在宅悪性腫瘍等患者指導管理もしくは，在宅気管切開患者指導管理を受けている状態にある者又は気管カニューレもしくは留置カテーテルを使用している状態にある者
- 在宅自己腹膜灌流指導管理，在宅血液透析指導管理，在宅酸素療法指導管理，在宅中心静脈栄養法指導管理，在宅成分栄養経管栄養法指導管理，在宅自己導尿指導管理，在宅人工呼吸指導管理，在宅持続陽圧呼吸療法指導管理，在宅自己疼痛管理指導管理又は在宅肺高血圧症患者指導管理を受けている状態にある者
- 人工肛門又は人工膀胱を設置している状態にある者
- 真皮を超える褥瘡の状態にある者
- 在宅患者訪問点滴注射管理指導料を算定している者

●訪問看護指示書と特別訪問看護指示書

「訪問看護指示書」

　訪問看護ステーションなどが利用者に対して訪問看護を提供する際に主治医から指示を受けるために交付される書類です．基本的に医療保険でも介護保険でも，文書で交付を受ける必要があります．ただし，病院や診療所に設置された訪問看護事業所は「みなし指定訪問看護事業所」として扱われるため，医療保険，介護保険のいずれでも，訪問看護指示書がなくとも訪問看護が可能です．同様に精神科を標榜する保険医療機関からも「精神科訪問看護・指導」が可能ですが，この場合，介護認定を受けていても，医療保険での訪問看護となります．

　指示書の有効期間は最長6か月のため，継続する場合は

定期的に交付を受ける必要があります.「訪問看護指示書」は有料であることを，本人や家族に必ずその旨を説明する必要があります.

「特別訪問看護指示書」

　急性増悪時，終末期，退院直後で，週4日以上の頻回な訪問看護の必要を認めた場合，主治医の診療により，1か月に1回限り交付が可能です．期間は14日間で，この期間中は，介護認定を受けている患者でも，医療保険の訪問看護になり，毎日でも訪問看護を利用することが可能です．また，原則は月に1回の交付ですが，「気管カニューレを使用している患者」,「真皮を超える褥瘡の状態にある患者」は，月に2回まで交付が可能です．

③ 介護保険制度

　高齢者を社会で支え合う仕組みとして，2000年に法律が施行されました．高齢者の生活支援だけを目的にせず，自立支援，利用者本位（利用者の選択）を基本に社会保険方式で成り立っています．高齢者人口の増加，制度の一般化とともに制度利用者は増え続けています．

　心疾患は，内服，食事など日常生活の管理を必要とする疾患であり，介護保険サービス利用が必要な場合があります．ただし，サービスを利用するだけでは疾患管理は困難です．支援者が，疾患を理解し，患者・利用者の生活に合わせた支援を本人・家族と相談していくことが大切です．制度を活用しながら，患者・利用者が主体的に自らの疾患とうまくつき合えるよう支えていきましょう．

a 介護保険制度の対象者

● 第一号被保険者

　65歳以上の方が，介護が必要となり制度の利用を希望する場合に，申請・認定を受け，サービスを利用することができます．

● 第二号被保険者

　40歳以上65歳未満の医療保険加入者で，下記に定める16種類の特定疾病の診断を受け，基準に該当する場合に申請・認定を受けサービスを利用することができます．

　下記には，心不全や心筋梗塞などの循環器疾患は含まれません．心不全は長期にわたる生活管理を必要とする疾患ではありますが，65歳未満の心不全患者は，該当がなければ介護保険制度を利用することができません．身体障害者手帳所持により障害福祉サービスを受けられる場合もあり

ますが，障害福祉サービスの認定手続きが必要です．介護保険の利用もできる方は，介護保険が優先となり，介護保険に該当しないサービスの場合は，障害福祉サービスを利用できます．

1. がん（がん末期）
2. 関節リウマチ
3. 筋萎縮性側索硬化症（ALS）
4. 後縦靱帯骨化症
5. 骨折を伴う骨粗鬆症
6. 初老期における認知症（若年性）
7. 進行性核上性麻痺，大脳皮質基底核変性症及びパーキンソン病
8. 脊髄小脳変性症
9. 脊柱管狭窄症
10. 早老症
11. 多系統萎縮症
12. 糖尿病性神経障害，糖尿病成人症及び糖尿病性網膜症
13. 脳血管疾患
14. 閉塞性動脈硬化症
15. 慢性閉塞性肺疾患
16. 両側の膝関節又は股関節に著しい変形を伴う変形性関節症

ⓑ 介護保険の申請・認定（図1）

　患者・利用者で申請を希望される場合は，住民票のある自治体の役所や住所地の地域包括支援センターでの申請を案内しましょう．

　心不全患者のなかには，ADLや認知機能に支障がなく軽

申請 自治体の役所（介護保険課），地域包括支援センターの窓口で申請書を記載し提出します．第2号被保険者の場合は，医療保険証の提示が必要です．

認定調査・主治医意見書 認定調査員の調査を受けます．主治医意見書は，介護が必要な現状を理解している医師に依頼します．病状以外の日常生活状況まで把握できない場合もあり，診察の際に，医師へ生活状況を伝えるとよいこともあります．状況によっては，ケアマネジャー等が医師へ報告してもよいかもしれません．

介護認定審査会
認定調査票と主治医意見書から，自治体の介護認定審査会にて「非該当，要支援1・2，要介護1〜5」の判定をします．

認定結果を申請者へ通知 介護保険証が申請者宅へ郵送されます．申請から認定までは原則30日以内ですが，自治体の申請の混雑状況や認定調査の日程，主治医意見書の提出時期によっては期間内に結果がでないこともあるため注意が必要です．

図1　介護保険の申請・認定の流れ

度の認定結果となり，希望するサービスの利用が難しい場合があります．心不全は，ADL に関係なく，日常生活の家事も含めた過活動となり病状悪化につながることがある疾患です．表面上は支障がなくても，心不全の病状としては，日常的に適切なサポートが必要であることを調査員へ伝えるようにしましょう．主治医意見書でも，病状と生活での活動量について記載し，適切なケアプランや支援につながるようにすることも必要です．

C 介護サービス利用の手続き

　要介護 1〜5 の認定を受けた場合は，居宅介護支援事業所との契約のうえ，ケアマネジャーが介護サービスの調整

をします．要支援1，2の認定の場合は，地域包括支援センター職員もしくは委託を受けたケアマネジャーの調整でサービスを利用します．認定結果によって，利用できるサービス量・種類が変わります．

d 費用負担

　所得状況に応じて，負担割合が1〜3割と決められています．利用料には高額介護サービス費が適用されます．高額介護サービス費とは，1ヵ月に支払った負担額が限度額を超えると払い戻される制度です．一部，施設利用時の食費など保険外の自己負担が必要です．

e 担当ケアマネジャーを決めるには

　介護保険の新規申請，認定のみ受けていて担当者がいない場合など，介護サービス利用のために担当者を決める必要があります．患者・利用者が自宅・家族宅で生活する場合はその居住地の地域包括支援センターへ紹介を相談することが多いですが，ガイドブックなどを参考に本人・家族が直接相談することも可能です．また，医療機関のソーシャルワーカーが探すこともありますし，自治体窓口より紹介を受けることもあります．

f ケアマネジャーの役割

　介護保険サービスの調整やケアプランの作成・給付管理だけでなく，"相談援助を担う担当者"として，総合的な支援が求められます．ケアマネジャーだけでは解決が難しいことも多くあると思います．ケアマネジャーは介護保険制度や医療知識のみならず，患者・利用者が利用可能な福祉制度の知識も持ちつつ，必要に応じて地域包括支援セン

ター，医療機関，自治体窓口，社会福祉協議会などと連携することが求められます．ソーシャルワーカー（社会福祉士・精神保健福祉士）は，医療機関や施設，個人事務所などに所属し，患者・利用者の生活支援として，相談援助や関係機関との連携など幅広く実践を展開しています．ケアマネジャーは，介護保険制度の下に実践を展開しています．両者の協働・連携は重要です．

⑧ 介護保険サービス（参考：東京都府中市「介護保険ガイドブック＆おとしよりのふくし」）

● 自宅に訪問

訪問介護（ホームヘルプ）	ヘルパーが自宅を訪問し，入浴などの「身体介護」や「生活援助（家事支援）」が受けられます．家族のサポートや世帯の状況などにより支援内容は限定されます．服薬や疾患・食事管理への側面的支援も担います．
訪問入浴介護	自宅に浴槽と共に訪問し，介助を受けられます．重介護が必要な方が利用されることが多いです．
夜間対応型訪問介護	夜間の定期巡回，随時の訪問，通報によるオペレーションを受けることができます．
定期巡回・随時対応型訪問看護介護	定期的な巡回や随時の通報により訪問し支援を受けることができます．事業所数が限られ，エリアも限定されます．
訪問看護	医師が必要と判断した場合，疾患管理，医療ケアや服薬管理のサポートなど訪問を受けることができます．心不全管理を患者・家族と共に実施します．状況によっては，特別指示書など医療保険で介入することもあります．
訪問リハビリテーション	医師が必要と判断した場合，リハビリによるADLの維持向上や安全な住環境整備の助言などを受けることができます．心不全管理を目的に環境調整し負荷を軽減したり，リハビリテーションの視点で疾患管理に介入します．
居宅療養管理指導	医師，歯科医師，薬剤師，管理栄養士，歯科衛生士などが自宅を訪問し，療養上の管理・指導を受けることができます．疾患，服薬，食事の管理において有効に活用可能な場合があります．

●施設に通う

通所介護 （デイサービス）	施設へ通い，食事，入浴などの支援を受けたり，高齢者との交流の機会となります．
通所リハビリテーション（デイケア）	老人保健施設や医療機関で，食事，入浴などの支援やリハビリテーションを受けることができます．
地域密着型通所介護	小規模な通所介護です．日常生活の支援や機能訓練，外出の余暇活動など独自でプログラムを実施しているところもあります．
認知症対応型通所介護	認知症の方の通所介護として日常生活支援を受けることができます．

　関係機関との連携のもと，可能な範囲で疾患，服薬，食事管理の支援を実施しますが，施設の看護体制などによってできる範囲は変わります．

●訪問・通い・宿泊を組み合わせる

小規模多機能型居宅介護	通い，訪問，泊りを利用者や家族の状況に合わせて組み合わせて利用することができます．
看護小規模多機能型居宅介護	上記に，訪問看護も併せてサービスを組み合わせることができます．要支援の方は利用できません．

　ひとつの事業所で総合的に患者・利用者を支援します．

●短期間の宿泊

短期入所生活介護・短期入所療養介護（ショートステイ）	特別養護老人ホームや介護老人保健施設，介護医療院などで短期間入所し，療養や介護，生活機能向上のための機能訓練を受けることができます．

　介護者の休養の目的で利用されることが多いですが，必要によっては，疾患管理，リハビリや環境調整に必要な期間の利用を検討することも可能です．

● 施設などで生活

介護老人福祉施設（特別養護老人ホーム）
介護老人保健施設（老健）
介護療養型医療施設（R6 年 3 月末廃止）
介護医療院
特定施設入居者生活介護（有料老人ホーム，軽費老人ホーム等）
認知症対応型共同生活介護（グループホーム）

「長期療養・生活の場を考える」の項で説明します．

● 福祉用具

福祉用具貸与	手すり，歩行器，歩行補助杖，スロープ 【要介護 2 〜 5 または必要と認められた場合】 車いす・付属品，特殊寝台（介護ベッド）・付属品，体位変換器，床ずれ防止用具，認知症老人徘徊感知器，自動排泄装置，移動用リフト
福祉用具購入	腰掛便座（ポータブルトイレ，据置式便座，補高便座），入浴補助用具（入浴台，浴槽用手すり，浴槽内いす，入浴用いす，入浴介助用ベルト），排泄予測支援機器，自動排泄処理装置の交換可能部品，移動用リフトのつり具部分，簡易浴槽

※介護保険の指定を受けた事業者からの貸与・購入が対象です．

心不全管理には，適宜，福祉用具の利用や下記の住宅改修によって生活環境を整えることも必要になる場合があります．

● 住宅改修

対象となる工事	手すりの取りつけ，段差の解消，床材の変更，扉の変更，便器の洋式化，その他改修に関して付帯して必要な工事

住宅改修は，事前に担当のケアマネジャーや地域包括支援センター職員との相談のもと，事前に自治体への住宅改修が必要であることを書面で申請し，自治体で審査のうえ，支給対象として承認を受けてから着工しなければなりません．

　承認前に工務店と相談して進めてしまい，制度適用外になることもあるため，必ず相談のもと進めてください．

●（保険外）配食サービス・家事支援サービス

　市民向けに社会福祉協議会などが，見守りサービスも兼ねて食事の配送をしていたり，宅配食専門業者が食事の配食サービスを実施しています．冷凍の食事などもあり，地域の社会資源として活用できる場合があります．心不全の疾患管理においては，服薬管理や減塩食といった食事管理で利用することがあります．業者によっては，安否確認・服薬の声かけの実施など実施していることもあります．

　介護保険制度対象とならない家事支援を，地域ごとの助け合いサービスやシルバー人材サービス・有料の家事支援サービスを利用可能な場合もあります．特に，低心機能であっても，ADL が自立し，認知機能も問題ない場合，軽度の介護度認定となる場合が多くあります．また，同居家族の状況によっては，制度で訪問介護を受けることが難しいと判断されることもあります．そのため，日常生活上の必要な家事がオーバーワークとなり，疾患の悪化につながってしまうこともあります．活用可能な状況であれば，適宜検討していきましょう．

2 ケアプラン

a 心疾患のケアプラン

　介護認定を受けて，様々なサービスを利用する場合，居宅サービス計画書または，介護予防計画書をもとに利用していくことになります．

　「心疾患」のケアプランで一番重要なのは，再発・再入院の予防が必須になります．そのためのケアプランの視点としては，①状態観察（血圧，脈拍，体重など）②内服の管理③栄養（減塩，低栄養の予防など）④活動（適度な運動，日常生活の活動制限）⑤医療連携体制（医療機関への相談の目安など）があります．そこで，最近の介護保険制度のなかでは，「心疾患」の介護保険の利用者に対して，これらの抜けや漏れがないように，ケアプランについて，「適切なケアマネジメント手法」に基づいたケアマネジメントが勧められています．本項では，「適切なケアマネジメント手法」と実際の居宅サービス計画書を紹介してまいります．

●「適切なケアマネジメント手法」（図1）

　「適切なケアマネジメント手法」は，「ケアマネジメントの標準化」を目指し，新人でもベテランでも一定の質を担保できるようにケアマネジメントの抜け漏れを防ぐため，基本的な知識として作成されました．介護はもちろん医療や福祉，様々な職種と連携する際の「共通言語」としても活用できるものになっています．また，令和6年度からは，ケアマネジャーの法定研修においては，この「適切なケアマネジメント手法」の項目が中心となった研修カリキュラムとなっています．

　構成としては，高齢者の疾患にかかわらず必要な「基本ケ

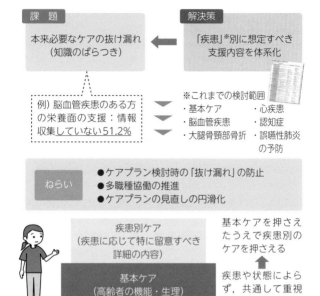

図1　適切なケアマネジメント手法

［厚生労働省.「適切なケアマネジメント手法」の手引きより引用］

ア」があり，そのうえに，それぞれの「疾患別ケア」が上乗せされ，個別性がつくられていきます.「疾患別ケア」には，「脳血管疾患」「大腿骨頸部骨折」「心疾患」「認知症」「誤嚥性肺炎の予防」の5つがあり，この疾患別ケアのなかに「心疾患」があります. 心疾患は，Ⅰ期とⅡ期に分類されています.

> Ⅰ期：退院後の期間が短く，医療とのかかわりが強
> い状況にある時期
> Ⅱ期：状態が安定から不安定な状況にある時期

［厚生労働省.「適切なケアマネジメント手法」の手引きより引用］

期別の主な項目は以下のとおりです.

【Ⅰ期】
（退院後の期間が短く，医療とのかかわりが強い状況にある時期）】

大項目	中項目
再入院の予防	• 疾患の理解と確実な服薬 • 自己管理能力の向上とリスクの管理 • 療養を続けるための環境・体制の整備
生活機能の維持・向上	• 心疾患の状況に応じた生活・暮らし方の支援 • 心理的な支援

【Ⅱ期】
（状態が安定から不安定な状況にある時期）】

大項目	中項目
再入院の予防	• 疾患の理解と確実な服薬 • 自己管理能力の向上とリスクの管理 • 療養を続けるための環境・体制の整備
生活機能の維持	• ステージに応じた生活・暮らし方の支援 • 心理的な支援
EOL 準備	• EOL（エンドオブライフ）に向けた準備

［厚生労働省.「適切なケアマネジメント手法」の手引きより引用］

　心疾患は，繰り返し発症し入退院を繰り返しやすいため，再入院の予防として，かかりつけ医あるいは担当の専門医などの医療職との連携が重要になります．水分や食事（塩分など）・運動などの何らかの制限・制約があるなかでも，参加と活動を維持するというバランスがケアプランのなかに求められています．前述したように，「脳梗塞」「骨折」など

で介護認定を受けた利用者が，実は「心不全」で何らかの制限があった場合などには，ケアプランのなかのリハビリや食事・水分摂取などにおいても主治医などの医療職と連携し，「心疾患」の視点が抜けないように，細やかなケアプランの検討が必要になるということです．また，支援の経過のなかでは，状態の変化や入退院の際などに，エンド・オブ・ライフに向けた準備や話し合いをすることも大切です．入退院を繰り返すと，退院後，入院前の状態には完全には戻らないことが多くみられます．ご本人やご家族は，予後については，漠然とあるいは楽観的に考えていることもあります．「今回の入院は，退院できたけれど，次の入院は，退院できるかわからない」とは，想像できないものです．したがって，入退院や状態の変化の都度，意思や意向の確認をすることも大切な支援となります．また，心疾患のケアマネジメントで一番重要なポイントは，再発・再入院をできる限り予防することですが，再発を恐れてばかりになり，低活動とならないよう，医療職と連携し，状況に応じた本人の生活・暮らし方を支援することも大切な視点です．

● 心疾患のケアプラン

　　実際の心不全の利用者のケアプランの模擬事例を p.167 〜171 にご紹介します．

＜模擬事例の紹介＞

心不全の模擬事例　基本情報

（基本情報）本年　6月　現在

【氏名】 A　さん	【年齢】 80歳代後半	【性別】 女性

【家族構成図（ジェノグラム）】	【主な疾病，入院歴など】 7年くらい前〜　　脊柱管狭窄症　腰椎すべり症 　　　　　　　　　　変形性膝関節症 5年くらい前〜　　高血圧 本年　1月ころ　　原因不明の湿疹（全身） 本年　5月頃に　　慢性心不全で入院 2週間程度

【要介護度】 要介護1 本年6月Y日〜来年6月Z日まで	【障害者手帳等】 なし

【障害高齢者の日常生活自立度】 A2	【認知症高齢者の日常生活自立度】 Ⅰ

【居住状況】
築年数約60年で，古い平屋の住宅．増築をしているので，家のなか（玄関，浴室，トイレ，廊下など）に段差がたくさんある．自費で，特殊寝台をレンタルしている．

【生活歴】
現在の市内で生まれ育つ．仕事は，夫と同じ会社に勤務していた．30歳代後半で結婚．結婚後は，50歳を過ぎてから退職し，その後は専業主婦となっている．1人の子供をもうける．趣味は，庭仕事だった．

【アセスメント理由】
2週間の入院によりADLの低下が認められたことから，区分変更申請を行い，要支援から要介護に変更となる見込みのため，新たなアセスメントが必要である．

【主訴：相談内容】
昨年4月頃，庭先で転倒（骨折はなし）したのをきっかけに，地域包括支援センターへ介護の相談に行き，介護認定の申請をする．要支援2の結果で，歩行器を利用して歩行を安定させていた．今年になってから，原因不明の湿疹で皮膚科に通院するようになり，5月中旬に全身の浮腫が著明となって入院．入院中に下肢筋力の低下あり，区分変更申請の希望があり，ケアプラン作成の依頼が地域包括支援センターから，当事業所に相談あり．

【本人・家族の要望】
本人：退院したら，入院する前のように，なるべく自分でしていた家事ができるようになりたい．
夫：入院でむくみは取れたが，歩行やお風呂などは大変になっているので，手伝ってもらいたい．

【身体状況・精神状況】
病名：慢性心不全　湿疹
受診：○○病院の内科（今回の入院先の病院）　　月1回
　　　○○皮膚科（原因不明の湿疹）　　　　　　月1回
服薬：朝昼夕毎に，1週間分ずつを分けて，お薬カレンダーを使って自分で内服できている
麻痺：なし
拘縮：両膝に中程度の拘縮　下肢にむくみがある
身長：148cm　体重：58kg　BMI：26.48（肥満傾向）

【ADL】
食事：摂取は自立．
排泄：自分で歩行器を使いトイレに行くが，転倒の危険があり，夫が付きそう．ズボンの上げ下げも手伝う必要がある．トイレに手すりがない．尿意はあり，失禁はないが利尿薬を服用しているので，トイレの回数が多い．
入浴：一部介助．前や手の届く範囲は自分で洗身するが夫の見守りや軽介助を要する．皮膚疾患もあり，浴後に軟膏を塗布するため，時間もかかり，入浴が一番大変だと感じている．手すりや椅子などもない．

更衣：ベッド上で座って時間をかければ，何とか自分でできる．
移乗：ゆっくりベッドの手すりにつかまって移乗できるが不安定．
移動：かなり不安定で，屋内は歩行器や家具をつたい，ゆっくり移動する．時々，転倒している．
整容：髪をとかすなど，自分ができる範囲で行っている．

【IADL】
調理：夫が定年退職後，調理をするようになり，本人はつくらなくなっている．食後の食器を洗うことは行っていた．塩分制限あり．1日6g　買い物：夫が担う．掃除：ほぼ夫が行うが，自分のベッドサイドなどは座って整える程度はできる．洗濯：体調のよいときは，自分で洗濯機を回すことはできるが，干すことができない．夫が干している．金銭管理：夫が通帳や印鑑を管理しているが，計算はできる．

【認知】	【経済状況】
入院により，物忘れが少し出てきている 昼夜逆転傾向	老齢基礎年金　月額　6.5万円（本人） 夫は会社員だったので，厚生年金があり，経済的には問題ない．

【コミュニケーション能力】
視力：新聞などの文字は見えにくいが，眼鏡を使用すれば生活に大きな支障はなし．
聴力：問題なし

【社会とのかかわり】	【趣味・生きがい】
通院以外は，外出しない．	昨年までは，庭の手入れを楽しんでいたが，転倒し，介護認定を受けるようになってからは，できなくなっている．

【口腔衛生】
自分の歯が少なく，部分義歯使用．歯磨きは，自分でできている．口腔内の異常なし．

【食事摂取】
調理は，夫が行っている（入院前から）．むせもなく，自力摂取できる．塩分制限あり．
昼夜逆転傾向のため，寝てしまって，食事を摂らないことがある．

【問題行動（BPSD）】
入院により物忘れが進んだ．同じ話の繰り返しが増えている．認知症に伴う行動・心理症状はなく，意思疎通は，しっかりできる．退院後，昼夜逆転傾向で，夫まで生活のリズムが狂ってきている．

【介護力】
夫　　：年下で，調理などの家事や介護まで献身的に行う．
長女：市内在住．入退院時など，必要に応じて手伝ってくれるが，就労している．

【その他】
内服薬について
トリクロルメチアジド　1錠（朝），アゾセミド　1錠（朝），オロパタジンOD錠5mg　1錠（朝：就寝前），ポララミン2mg　1錠（朝：夕），アタラックスPカプセル25mg　1錠（就寝前），アンテベート軟膏，亜鉛華単軟膏

第1表

居宅サービス計画書(1)

利用者名：A　　　殿　　　生年月日：　　年　月　日　　住所：

居宅サービス計画作成者氏名：

居宅介護支援事業者・事業所名及び所在地：

居宅サービス計画作成（変更）日：　　本年 06 月　　日　　初回居宅サービス計画作成日：　　本年 06 月　　日

認定日：　本年 07 月　　日　　認定の有効期間：　　本年 06 月 Y 日〜来年 06 月 Z 日

| 要介護状態区分 | 要支援 1 ・ 要支援 2 ・ 要介護 1 ・ 要介護 2 ・ 要介護 3 ・ 要介護 4 ・ 要介護 5 |

初回 ・ 紹介 ・ 継続　　　認定済 ・ 申請中

※入力欄のヒント（他のシートも同じ）
1. 選択項目は、文字列を
　【ダブルクリック】してください。
2. 文章中の改行は、
　【Alt+Enter】キーで行ってください。

利用者及び家族の生活に対する意向を踏まえた課題分析の結果	（本人）自分で出来る事は、入院前のように出来るようになりたい。家の中の段差等を直して、転ばないようにしていきたい。 （家族・夫）自分で自立してほしい。 ※意向を踏まえた課題分析結果　・・・入院により下肢の筋力が低下があり、転倒のリスクが高くなっています。湿疹や心不全が悪化しないように、医療連携し体調管理が必要な状態と思われます。
介護認定審査会の意見及びサービスの種類の指定	特に記載事項なし
総合的な援助の方針	約2週間の入院、浮腫は軽減されましたが、足の力が弱くなってしまいました。また、皮膚の状態は改善されていません。退院後は、医師や看護師等と連携し、内服管理や食事・水分などに留意して体調管理をしていきましょう。また、転倒しないように住環境を整え、専門職のリハビリを受けながら、心臓に負担がかからないようなるべく動くようにして、ご夫婦2人の生活が穏やかに続けられるように支援をして参ります。
生活援助中心型の算定理由	1．一人暮らし　　2．家族等が障害、疾病等　　3．その他（　　　　　　　　）

※居宅サービス計画について、居宅サービス計画書（第1表、第2表、第3表の概要及び各項目の説明）の説明を受け、内容に同意し交付を受けました。

同意・交付年月日　　令和　　　年　　月　　日　　説明欄

※サービス事業所の選択および当該介護サービス提供の説明について説明を受け、内容に同意しこれを受領しました。

第2表

利用者名：A　殿　　　　居宅サービス計画書(2)　　　　本年06月　日

生活全般の解決すべき課題(ニーズ)	長期目標	(期間)	短期目標	(期間)	援助内容					
					サービス内容	※1 サービス種別		※2	頻度	期間
夫婦2人の暮らしを続けたい	再入院を予防し、体調が安定して過ごせる		疾病や内服に留意し過ごし滞みを予防する	6か月	定期的な受診/内服薬管理・食生活の相談・支援(塩分も少なめ)/便通コントロールをして、いきまないような工夫/体重測定・在宅療養相談	○ ○ ○	主治医 訪問看護 本人・家族 居宅介護支援	○○ホスピタル ○○訪問看護ステーション ○○ケアプランセンター	1回/月 1回/週 1回/月	6か月
			痒みを軽減する	6か月	専門医(皮膚科)の受診/皮膚の清潔を保つ/軟膏塗布・症状を和らげる内服	○ ○	主治医 訪問看護 本人・家族	○○皮膚科 ○○訪問看護ステーション	1回/月 1回/週	6か月
家の中を私はないようにスムーズに歩きたい	転倒予防ができる	1年	屋内歩行が自立する	6か月	介護ベッド(自費)で、自宅に立ち座りがしやすく/手すりの取り付け(トイレや廊下)/歩行器を利用して安全に移動する	○	福祉用具購入 住宅改修 本人・家族	○○福祉用具	常時	6か月
					心臓に負担がかからないように、屋外歩行訓練やストレッチ等・家事動作のリハビリ	○	訪問リハビリ 本人	○○病院	1回/週	
一人での入浴に不安がある	全身の清潔が保たれる	1年	心臓に負担がかからないように定期的に入浴できる	6か月	見守りの助を受け、安全に入浴する/定期的に入浴し、皮膚の清潔を保つ/シャワーチェアの利用/手すりの取り付け/浴槽に軽度昇降用の設置を行う	○ ○	本人・家族 福祉用具購入 住宅改修 訪問看護	○○福祉用具 ○○訪問看護ステーション		6か月
出来る家事は続けたい	入所前に行っていた家事が出来る	1年	洗濯や食器洗いができる	6か月	洗濯(洗う・たたむ)・食器洗い等の出来る家事を行う		本人・家族		毎日	6か月

※1「保険給付対象かどうかの区分」について、保険給付対象内サービスについては○印を付す。
※2「当該サービス提供を行う事業所」について記入する。

第3表　　週間サービス計画表

利用者名　A　　殿

		月	火	水	木	金	土	日	主な日常生活上の活動
深夜	0：00								
	2：00								
	4：00								
早朝	6：00								起床 (不調だったときは、遅くなる)
	8：00								朝食・内服
午前	10：00		訪問看護						洗濯
	12：00								※昼食は、食べない
午後	14：00					訪問リハビリ			入浴 (ов等設置などで、2時間くらいかかる)
	16：00								
	18：00								夕食・内服
夜間	20：00								
	22：00								内服・就寝
深夜	24：00								※夜間 2回くらいトイレに起きる

週単位以外のサービス　通院 (内科・皮膚科・整形外科)

福祉用具貸与 (歩行器)(自費・特殊寝台・特殊寝台付属品) 住宅改修 (トイレ・浴室手すり) 福祉用具購入 (シャワーチェア)

3　医療費や経済的課題を支える

① 難病医療

a 難病医療費助成制度

　令和5年7月現在，338種類の疾患が「指定難病」として指定されています．循環器疾患は，特発性拡張型心筋症などが難病として指定されています．

　制度を利用するためには，都道府県知事あるいは指定都市により指定された専門医資格を有する「難病指定医」が診断書（臨床個人調査票）を記載し「指定難病」の診断を受けていることが必要です．また，診断を受けるだけではなく，症状や重症度分類に該当する，もしくは軽度高額の基準に該当することが必要です．診断を受けた医師や医療機関に相談のうえ，申請を進めてください（詳細は公益財団法人難病情報センターのホームページ参照）．

　「指定難病」の診断を受け基準に該当し受給者証の交付を受けた方が，指定を受けた病院，薬局や訪問看護に支払う費用や介護保険のサービスの訪問看護やリハビリテーション，介護保険施設入所に伴う費用の一部が助成において受けることができます（表1）．

　申請の窓口は，住民票のある自治体になります．申請後，都道府県・指定都市にて審査を受け各自治体窓口にて交付を受けます．申請日から制度適用となりますが，交付までには時間がかかります．患者や利用者に制度を紹介する場合には，まず医療機関のソーシャルワーカーに相談のうえ，担当課や必要書類など確認することをお勧めします．有効期間は1年間で，制度利用継続には更新手続きが必要です．

表1　医療費助成における自己負担上限額（月額）

階層区分	階層区分の基準 （夫婦2人世帯の場合における年収の目安）	自己負担上限額（外来＋入院）（患者負担割合：2割）		
		一般	高額かつ長期*	人工呼吸器等装着者
生活保護	－	0	0	0
低所得Ⅰ	本人年収：〜80万円	2,500	2,500	
低所得Ⅱ	本人年収：80万円超〜	5,000	5,000	
一般所得Ⅰ	約160万円〜約370万円	10,000	5,000	1,000
一般所得Ⅱ	約370万円〜約810万円	20,000	10,000	
上位所得	約810万円超〜	30,000	20,000	
入院時の食費		全額自己負担		

*「高額かつ長期」とは，月ごとの医療費総額が5万円を超える月が年間6回以上ある者（例えば医療保険2割負担の場合，医療費の自己負担が1万円を超える月が年間6回以上）
［公益財団法人難病情報センター　https://www.nanbyou.or.jp/entry/5460］

　また，医療費助成だけでなく日常生活用具給付事業もあります．

② 身体障害者手帳，障害年金

a 身体障害者手帳

　心臓機能障害には，1，3，4 級があり，等級に応じた
サービスを受けられます．診断書の記載は身体障害者福祉
法第 15 条の指定医師でなければなりません．申請は，医
師に認定基準に該当するか確認しながら進めるとよいでしょ
う．

　申請方法は，住民票のある自治体の障害者手帳の窓口に
て診断書や申請に必要な書類を受け取り，診断書を「指定
医」に依頼・交付のうえ，必要書類を揃えて窓口に申請しま
す．申請には顔写真が必要です．

　身体障害者手帳の交付を受けると，障害者福祉手当，税
金の控除や公共交通機関の割引などのサービスを受けるこ
とができますが，各自治体によりサービス内容も異なるた
め，申請された自治体のパンフレットの参照や窓口にて説
明を受けることをお勧めします．

　手帳交付により，条件を満たせば医療費助成を受けられ
ます．しかし，医療費の免除や一部負担金の負担割合変更
の助成は，自治体ごとに対象者の範囲（障害種別，等級や
年齢）や所得制限がありますので当該窓口にてご確認くださ
い．

　また，身体障害者・介護保険サービスで重複する事項に
ついては介護保険が優先されます．

　心臓弁置換術，経カテーテル弁置換術を受けた方は心臓
機能障害の 1 級に該当します．ペースメーカーや ICD，
CRT-D などを留置された方も手帳の申請ができますが，留
置後の状態によって 1 級・3 級・4 級のいずれかになり，
手帳取得後に指定された期間で再認定を受ける必要があり
ます．

そのほか，上記以外にも心疾患の場合，病状や障害固定，日常生活に支障がある症状が持続することなど認定基準がありますので，「身体障害認定基準」を参照し，「指定医」とご相談ください．障害認定基準はホームページや書籍などで確認が可能です．ただし，心不全患者の場合，心不全が重症であっても認定基準に該当しない場合や上位等級とならない場合も多くあります．

b 障害年金

障害年金は，疾患により長期にわたり日常生活に支障がある，就労の有無にかかわらず労働に制限を受けることが認定の対象となります．申請要件を満たし，認定基準に該当する場合は，障害年金を受給することができます．自治体，日本年金機構や各共済年金の窓口など初診日に加入されている年金制度によって申請窓口が違います．各窓口や医療機関のソーシャルワーカーに相談しながら申請を進めましょう．

●申請要件

年金制度に加入している期間に，認定基準に該当する障害の状態の原因になった疾患の「初診日」があること．また，その初診日の前日において，①初診日のある月の前々月までの公的年金の加入期間の3分の2以上の期間について，保険料が納付・免除されている．②初診日に65歳未満で，初診日のある月の前々月までの1年間に保険料の未納がないことといった①または②の保険料納付要件を満たしていることが必要になります．（ただし，20歳前で年金制度に加入していない期間に初診日がある場合は除く）．

障害年金申請には，①初診日・受診した医療機関，②初診日に加入している年金制度の種類，③保険料納付要件，④障害認定日，⑤認定基準の該当などの確認が必要です．

　加入している年金制度が国民年金の場合は，1，2 級が対象になります．厚生年金や共済年金の場合は，加えて 3 級，障害手当金があります．

● 認定基準

　心臓疾患による障害は，弁疾患，心筋疾患，虚血性心疾患（心筋梗塞，狭心症），難治性不整脈，大動脈疾患，先天性心疾患に区分されています．検査データや症状の基準があり，決まっている等級の例としては，心臓移植や人工心臓の状態であれば 1 級，弁置換やペースメーカーでは 3 級の認定となります．疾患があることだけでは，認定を受けることはできません．詳細な認定基準はホームページや書籍などで確認することが可能です．また，継続受給には指定された期間に現況届の提出など更新手続きが必要です．身体障害者手帳の認定基準・等級とは異なります．

　参考：年友企画株式会社「診断書を作成される医師のための障害年金と診断書」令和 4 年 7 月版

③ 高額療養費・高額介護サービス費

a 高額療養費

　医療保険には自己負担の負担割合や上限額が設けられています．

　入院の場合，限度額認定証の申請，交付により窓口に提示することによって1ヵ月ごとに上限額までの請求となります（医療機関によっては，オンラインで確認もできます）．

　手続きは加入する各保険制度の窓口になります．国民健康保険や後期高齢者医療制度は，交付されている自治体，全国健康保険協会は，協会けんぽの各支部，健康保険組合などはそれぞれの組合事務所または職場に相談します．

b 高額介護サービス費

　要介護認定によって利用可能な介護サービス量が決まっていますが，負担割合に応じて支払う金額（食事・居住費や保険外負担は除く）は，個人・世帯によって上限額が定められています．上限額を超えた場合は，自治体より還付の案内が届きます．はじめて上限額を超えた場合は手続きが必要ですが，一度手続きした以降は指定の口座に還付金が振り込まれます．ケアマネジャーは，手続きの案内や高額介護サービス費・高額医療介護合算制度も視野にケアプランの作成し説明・紹介できるとよいでしょう．

④ 生活保護制度

生活保護制度による扶助には，下記の 8 種類があります．

生活扶助：日常生活における食事などの個人経費（一
　類），水道光熱費などの世帯経費（二類）
住宅扶助：家賃（自治体ごとの上限額あり）
教育扶助：義務教育のための費用
医療扶助：現物給付のため医療機関などへ直接支払い
介護扶助：現物給付のため介護サービス事業者などへ
　直接支払い
出産扶助：出産費用の実費
生業扶助：就労に必要な技能修得などの費用
葬祭扶助：葬儀にかかわる費用（上限あり）親族がい
　る場合は，喪主の住む自治体に申請相談が必要な
　ど条件があるため注意が必要．

　保護費は，地域ごとに 1 級地―1 から 3 級地―2 まで指
定されており，それぞれに金額が定められています．生活
保護を受ける方の世帯状況によって，各扶助を計算し生活
保護費は算出されます．そして，世帯の収入との差が保護
費として支払われます．また，入院や施設入所が 1 ヵ月を
超えると入院基準となり生活扶助の金額が変わるので注意
が必要です．障害者手帳 1〜3 級の所持で加算があります．
　世帯の収入が同額でも，世帯の構成人数，地域，入院・
入所しているかなどで受給の可否の判断をされます．また，
受給するまでに生活環境を整理する必要があることもあり
ます．
　心不全患者は，ADL は自立しているものの，心負荷がか
かることによって病状悪化が懸念される疾患であり，見た
目は問題ないように見えても，症状によって就労に制限を

伴うこともあるため，疾患をよく理解し支援や相談を進める必要があります．

　医療費や介護費用の負担が必要で経済的課題を抱えていても，基準に該当せず生活保護受給につながらない場合もあります．生活保護の仕組みを知りつつ制度の相談や支援を組み立てていくことが重要になります．申請窓口は自治体役所の窓口です．経済的な理由で適切な医療や介護サービスの利用につながらないときは，担当窓口に相談しましょう．また，医療機関のソーシャルワーカーや地域包括支援センターなどにも相談してみるとよいかもしれません．

4　本人の意思決定を支える

　医療同意や介護サービス利用の選択・同意など，患者・家族は，意思決定を求められる場面に必ず遭遇します．また，医療関係者や介護サービス事業者は，常に患者・家族へ意思決定を求める立場にあることを意識して医療や介護サービスの説明，提供をしなければなりません．

　インフォームド・コンセントにより，患者・家族の意思決定のためには，医療関係者や介護サービス事業者からの適切な情報提供が必要です．

　特に，認知症などにより意思決定能力に低下がみられる場合，本人が意思決定できるような説明，情報提供が求められます．本人に意思決定能力が低下していることを理由に，家族のみとの合意による医療の実施や介護サービスの提供とならないよう注意を払わなければなりません．

　認知機能低下がみられたとしても，患者本人のこれまでの生活を知り，思いを巡らせ，医療関係者や介護サービス事業者など支援者との良好な援助関係によって，本人の意思決定能力にも変化がみられます[1]．

　医療関係者は，治療や生命にかかわる意思決定を求める場面の重みを受け止め，本人からの意志の聴取は意識的に実施される必要があります．家族，医療関係や介護サービス事業者が「よかれ」と思うことが，本人にとって望むものとは限りません．本人が「なぜそのように考えるのか」を丁寧に汲み取る努力を惜しまず，患者本人と話し合ってみましょう．

　また，介護サービス事業者は，支援の関係性も長期となる場合も多くあると思います．長い経過のなかで，本人の「生き方」も含め，日常生活のなかから紡ぎだされるメッセージを受け取っていけるよう実践力を高めていきましょう．

文献
1）岡山菜美. 医療社会福祉研究 2016; 24: 91-99

5　キーパーソン不在の患者を支える

　患者，利用者のなかには家族との関係性や状況などによりキーパーソンが不在となる場合があります．本人が十分な意思決定ができたとしても，入院・入所の際の保証人などキーパーソンを求められる場面が多くあります．

　公的機関の職員や成年後見人であっても「医療同意」の権限はありません．「医療同意」には，本人を中心に医師を始めとした医療関係者が本人と丁寧に向き合うこと，地域関係者などとも連携しながら，意思決定・キーパーソン不在の患者を支える必要があります．

a 地域包括支援センター

　高齢者の地域の総合相談窓口として設置されています．自治体によって名称は様々です．センターには社会福祉士，保健師（看護師），主任介護支援専門員といった専門職が配置され，幅広い相談の受付・社会資源の紹介，権利擁護や虐待などのケースの対応，地域のケアマネジャー支援，要支援認定の方の介護予防ケアマネジメント，地域のネットワークづくりなどを実施しています．窓口にて介護保険の申請も可能です．

　介護保険未申請の患者・利用者の申請相談や他問題を抱えた支援が必要な場合など，患者・利用者の住所地の地域包括支援センターへ相談し共同して支援しましょう．

b 地域権利擁護事業

　認知症や知的障害，精神障害などによって，利用者一人では適切に判断，サービス利用や金銭管理が難しくなって

きた場合に相談できます．利用者との契約により，福祉サービスの利用援助，日常的な金銭管理サービス，書類などの預かりサービスを実施します．利用者自身が，契約行為，意向を示すことができることが前提となります．自治体の社会福祉協議会に相談窓口がありますので相談してみましょう．

C 成年後見制度

　認知症や知的障害，精神障害によって，日常生活の判断や契約行為，金銭管理が難しくなった場合に申請を検討します．成年後見制度には，本人の状況に応じて「後見」「保佐」「補助」の認定を受けた弁護士，司法書士，社会福祉士などの専門職や親族が，裁判所へ経過報告をしながら，適切に本人に代わって本人の手続きを代行します．

　成年後見人には「医療同意」の権限は与えられていません．判断能力が低下した患者・利用者の医療行為，介護サービスの選択には，まずは本人との対話を軸に意思を引き出す努力のうえ，家族やその関係者との話し合いによって進めなければなりません．

　裁判所への申し立てには必要な書類の準備，申し立てが必要になります．地域包括支援センターや社会福祉協議会などと申請について相談してみるとよいでしょう．

6 長期療養・生活の場を考える

高齢となり ADL や認知機能が低下してくると家族や医療・介護サービスだけでは地域での生活を継続することが難しくなる場合があります．心不全患者においては，内服薬が施設や療養病院での取り扱いが難しいこと，症状によってカテコラミン治療，酸素や呼吸器などの医療機器の使用が必要なことから，療養環境の選択肢が制限されることがあります．

ここでは，心不全患者にとっての施設の利用という視点で主な施設を説明します．

入居・入院施設	施設医師配置	看護師配置	他医療機関受診	内服薬制限
特別養護老人ホーム	◯	◯	◯	なし
介護老人保健施設（老健）	◯	◯	基本的には×	あり
有料老人ホーム	×	△（施設認定基準に応じてあり）	◯	なし
小規模多機能型居宅介護・看護小規模多機能型居宅介護	×	◯	◯	なし
認知症グループホーム	×	◯	◯	なし
介護医療院・介護療養型医療施設，医療療養型病床	◯	◯	基本的には×	あり

a 療養のための施設

●特別養護老人ホーム

　　入所対象は要介護 3 以上の患者さんです．医療対応型特養として医師の体制強化，看護師が 24 時間滞在する施設も増えています．医療保険を利用し，訪問診療や通院で管理が可能な範囲で心疾患の主治医の診察を受けることも可能です．医療機器の取り扱いは施設ごとに確認が必要です．

●介護老人保健施設（老健）

　　医師は日勤帯，看護師は 24 時間体制です．リハビリや生活の再構築をし，自宅での生活に戻ることが入所の目的となり，3 ヵ月ごとに入所施設や今後の方針について検討することになっています．入所中の医療管理，処方，検査は，施設の医師が行うことがルールになっており，外来受診が難しい場合があります．心不全患者にとっては内服薬の取り扱いを含め，医療行為の対応が難しい施設が多くあり，重症度によっては入所が難しい場合があります．

●有料老人ホーム

　　介護保険サービス費に加え，家賃，管理費，食費などが自己負担になります．介護，看護体制は各施設によります．医療機器の使用や看取りまで対応できる施設がある一方で，費用が高額となる場合もあるため，患者・利用者の病状や経済状況によって相談が必要です．

●小規模多機能型居宅介護・看護小規模多機能型居宅介護

　　介護保険制度の地域密着型施設として，ひとつの施設での通い，訪問，泊りを組み合わせて，自宅での生活を継続する介護サービスです．認知機能低下により内服や食事管理が困難だが介護保険施設の入所ができないなど，利用の仕方は各施設と相談します．

心不全患者にとっては，主治医の処方を継続できます．
一方，看護師の体制などの問題で医療機器の利用に制約を
受ける場合があります．

●認知症グループホーム

　認知症の方が集団で過ごす生活施設です．医療保険によ
る医療機関の受診や，服薬管理も可能です．食事管理につ
いては，施設との相談が必要です．患者の症状，施設側の
体制によっては医療機器の利用が難しい場合もあります．

●介護医療院・介護療養型医療施設，医療療養型病床

　介護医療院・介護療養型医療施設は介護保険，医療療養
型病床は医療保険の病院です．それぞれ受け入れ対象患者
に違いがあります．入院中に他の医療機関の受診が制限さ
れ，心疾患の主治医の定期受診が難しいことが多いです．
酸素療法については，流量によって各病院でルールを持っ
ている場合があります．取り扱いが難しい薬剤があり，非
侵襲的陽圧換気療法（NPPV），カテコラミンなどについて
は，病院ごとに取り扱いの可否が変わるため，情報収集が
必要です．

7 疾患管理を支える

　心不全は，日常生活上の制限や管理が必要な疾患です．生活や環境を整えることによって心不全の再発を防ぐことも可能となり，患者・利用者の生命予後を変えます．本人自身が心不全について理解し，心不全管理に前向きに向き合えるようにサポートすることが医療者・介護保険関係専門職の役割です．第一は，本人・家族への心不全指導と動機づけが重要になります．そのうえで，制度やサービスを活用し，患者・利用者の穏やかな生活を支えましょう．

a ケース 1

【Key words】
- 80 歳代後半・男性
- 初回心不全入院
- 要支援 1（介護サービス利用なし）
- 妻と二人暮らし
- 入院による ADL 低下

【患者背景】
　定年退職後，高血圧症でかかりつけ医通院していましたが，認知機能は問題なく ADL も自立し生活上の問題はありませんでした．要支援 1 の認定を受けていますが，介護サービスは利用していません．
　2 週間前から労作時の息切れや呼吸苦が出現し，かかりつけ医を受診しました．病院へ紹介され心不全と診断，入院加療を要しました．入院当初より非侵襲的陽圧換気療法（NPPV），利尿薬や血管拡張薬の点滴管理を要し，1 週間程度の安静を強いられました．その後，心不全症状は改善

し，内服調整により退院可能な状態となりましたが，廃用による筋力低下あり．屋内は何とか自立した移動が可能も，屋外の移動には車いすが必要な状況で，同じく高齢の妻と二人での在宅生活・通院加療が難しいと考えられました．

【支援のポイント】
・**在宅復帰の意思を確認し，生活環境・ADL 的に自宅退院可能かを見極める．**

　入院時に，病棟看護師がこれまでの疾患管理の状況や介護サービスの利用状況を本人，妻より聴取します．本人・家族へ今後の生活の希望を早期の段階から聴取し，退院支援担当者との情報共有を実施します．今回は，症状も改善し，本人の認知機能にも問題なく，訪問看護や福祉用具などのサービス利用と心不全指導によって自宅での疾患管理が可能と多職種からも判断されたこと，ADL 低下がみられているものの本人も家族も介護サービスを利用し自宅に退院することを希望されました．

・**介護認定の見直しと担当ケアマネジャーの決定**

　ご夫婦は，退院後は通院が困難であることを不安に感じており，在宅で日常的な疾患管理のサポートを受けることを希望されました．

　医療機関のソーシャルワーカー（機関によっては退院支援看護師が中心に支援を実施することもあります）から地域包括支援センターの担当者へ連絡し，介護認定の区分変更申請について相談しました．要介護認定となることが見込まれたため，地域包括支援センター職員から担当のケアマネジャーの紹介を受けました．

・**介護サービスの調整**

　通院が困難なことから，訪問診療・訪問看護を調整していくことを話し合いました．退院後は，訪問診療が 2 週間に 1 回訪問し，訪問看護が週 2 回，体調管理と入浴支援で介入することになりました．退院直後は訪問看護師がメイ

ンでかかわっていましたが，認知機能も保たれていて，心不全手帳を用いたセルフモニタリングを指導，それに合わせて下肢筋力向上を目指した訪問リハビリメインの介護サービスへ移行しました．医療介護従事者が適切にかかわることによって，その後2年，心不全の再燃なく生活できています．

b ケース2

> 【Key words】
> ・80歳代前半・女性
> ・認知症の夫を自宅で介護
> ・介護保険未申請
> ・陳旧性心筋梗塞による低心機能症例
> ・入退院を繰り返している．

【患者背景】

　2型糖尿病に対し，10年以上のインスリン治療歴あり．これまでに複数回におよぶカテーテル治療を受け，虚血性心筋症により左室駆出率（LVEF）=25％と心機能低下を認めていました．血糖測定・インスリン管理は自立，認知症の夫を自宅で介護していました．外来医師よりオーバーワークを避けるよう指導されていましたが，夫の介護もありオーバーワークによる心不全入退院を繰り返していました．今回も定期外来受診時に心不全増悪を指摘され入院加療となりました．入院後酸素投与，強心薬の持続点滴静注投与を受け心不全は改善．強心薬の離脱も図れ，退院可能な状態となりました．

【支援のポイント】

・認知機能の評価

　表面的にはその場の会話もスムーズで，通院にも一人で

来院できていました．そのため，当初は本人が内服管理など実施できると判断されていました．また，本人に自立心も強く他者の介入に抵抗感を示していたこともあり医療関係者も様子をみていました．しかし，短期間で入退院を繰り返すため，認知機能検査を実施したところ改訂長谷川式簡易知能評価スケール（HDS-R）20点と軽度の認知機能低下を示していました．また，入院中の服薬管理指導で自己管理では内服忘れが多くみられることが明らかになりました．

・自宅退院への強い意思

　重症心不全症例で内服管理が大切であること，またインスリン治療の安全性の問題から自宅退院が困難と考えられたため，医師，病棟看護師から医療ソーシャルワーカーへ介入依頼があり，本人と面接しました．本人はその場のやり取りは問題なく，心不全指導に対しても「よくわかりました」と返答している様子がありました．内服など日常生活において管理が重要なことも理解されていました．しかし，認知機能低下のため内服や食事管理が一人では難しい状況に，夫の介護によるオーバーワークが重なり入退院を繰り返していたことがわかりました．一方で「夫を自宅で世話したい」との思いから自宅退院を強く希望されました．介護負担軽減のため，夫がデイサービスを利用するなどのサービス調整も可能で，本人も夫も利用に同意されました．

・内服薬，糖尿病治療薬の整理

　関係者でカンファレンスを実施し，まずは，内服を確実に実施することを最大の目標としました．煩雑な内服・インスリン管理が不可能であると考えられたため，多職種カンファレンスの結果を入院主治医に報告し，これらの整理を依頼しました．インスリン分泌能が比較的維持されていたため，インスリンは週1回のGLP-1受容体作動薬注射と内服へ変更，また内服は1日1回の内服に集約しました．

・在宅心不全・糖尿病管理のサポート

　介護保険の新規申請を行い，要介護1となりました．内服を確実に実施することを最大の目標とし，訪問看護週3日，宅配食を毎日利用することになりました．看護師が服薬状況を確認できない日は，配食サービスが届いたタイミングで内服の声かけを実施し（その場で内服を確認する）確実に服薬管理が実施できました．また，週1回のGLP-1受容体作動薬注射は訪問看護師が行うこととし，内服薬のセッティングなど配薬・服薬サポートのため薬剤師による居宅療養管理指導（訪問薬剤）を導入しました．確実に内服・注射できる環境を整えたことで，1年以上入院をせず自宅で夫を介護しながら療養生活が継続できています．

　このように，心不全の疾患管理が必要な患者・利用者の生活は，疾患管理に医療関係者，在宅における介護関係者が適切にかかわることによって体調の安定を図ることが可能となります．心不全は長期にわたり，生活において制限や管理が必要な疾患です．本人，家族の疾患理解へ向けてかかわること，管理的な部分で適切なサポートを受けることによって疾患の増悪を予防することも可能となります．ただし，あくまで本人がサービス利用に同意し，必要性を感じることでサービスを受けて頂くことが可能となります．なかなか結果に結びつかないことも多くありますが，本人とのかかわりのなかで，丁寧に関係性を築きながら，生活を整えていくことを続けていきましょう．

8 多職種連携の重要性

a フレイル (心身の衰え, 一人ぼっち)[1] の心不全患者さんは…

①心不全の管理が難しい

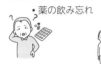

・薬の飲み忘れ ・体調チェックも忘れがち

②気分が落ち込む

③生活がつらい

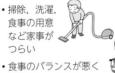

・掃除, 洗濯, 食事の用意 など家事が つらい

・食事のバランスが悪く 塩分過多・低栄養

・筋力の低下で転び やすくなった

心不全悪化で 入退院を繰り返す

入院により 心身がさらに衰える

b フレイルの心不全患者さんは入退院を繰り返し健康寿命・生命寿命が短くなります

身体的フレイル 身体機能の低下	精神的フレイル うつ・認知症	社会的フレイル 社会的孤立

フレイルは心身の衰えや, 社会的つながりが乏しいため, 要介護になる危険が高い状態です

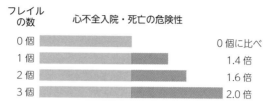

フレイル
の数　　心不全入院・死亡の危険性

0 個	0 個に比べ
1 個	1.4 倍
2 個	1.6 倍
3 個	2.0 倍

複数のフレイルを合併するほど心不全入院・死亡の危険が高まります

C 多職種で連携して生活と心不全管理を支援 [2)] しましょう

◇ 薬を飲み忘れないように支援

物忘れなどにより，お薬を飲み忘れると心不全が悪くなります

訪問看護
・看護師が自宅に訪問
・薬の確認や，服薬の
　調節をかかりつけ医に提案

訪問薬剤
管理指導
・薬剤師が自宅に訪問
・お薬カレンダーにお薬をセットしたり，
　飲み忘れがないか，お薬の管理をサポート
・薬の管理・相談や副作用をチェック

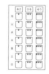

バランスのよい食事を支援

> 栄養のバランスが悪いと塩分の過剰摂取による心不全増悪や栄養不足から体力が低下し，介護が必要な状態になることがあります

| 配食サービス
（介護保険外） | ・治療食を自宅に配達 |

| 訪問介護 | ・ホームヘルパーが自宅に訪問
・調理，食材の買い物を支援 |

リハビリテーション・生活を支援

> 体力が落ちた状態で無理をすると，心臓に負担がかかり，心不全が悪化します

| デイケア
（通所リハ）
訪問リハ | ・筋力・体力が落ちないように
　リハビリテーションの実施
・転倒によるけがの予防 |

| 訪問介護 | ・体に負担の大きい家事の支援
・心臓への負担を減らせる可能性 |

▶ 体調観察を支援

> 心不全悪化の症状がみられた場合，すぐに相談・治療を受ければ，心不全増悪による入院を防げる可能性があります

デイサービス（通所介護）
- 日帰りで利用できる介護サービス
- 食事・入浴の支援，体調をチェック

訪問看護
- 看護師が自宅に訪問
- 体調をチェック

d 在宅サービスによる支援で，心不全悪化が少なくなり，患者さんの気持ちが楽になります

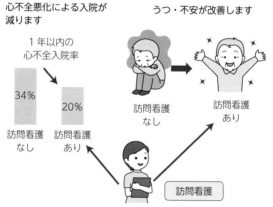

心不全悪化による入院が減ります

1年以内の心不全入院率

34% 訪問看護なし

20% 訪問看護あり

うつ・不安が改善します

訪問看護なし → 訪問看護あり

訪問看護

文献
1) Matsue Y, et al. Eur J Heart Fail 2020; **22**: 2112-2119
2) Makaya M, et al. Circ J 2013; **77**: 926-933

索 引

医療−福祉−介護をつなぐ
心不全療養支援ポケットガイド

2024 年 3 月 15 日　　　発行

編集者　日本循環器協会，日本心不全学会
発行者　小立健太
発行所　株式会社　南 江 堂
〒113-8410 東京都文京区本郷三丁目 42 番 6 号
☎（出版）03-3811-7198　（営業）03-3811-7239
ホームページ https://www.nankodo.co.jp/

印刷・製本　真興社

装丁　藤永 ゆうは（Amazing Cloud Inc.）

Heart Failure Treatment Support Pocket Guide:
Connecting Medical Care − Welfare − Nursing Care
© Japanese Circulation Association,
　The Japanese Heart Failure Society, 2024

Printed and Bound in Japan
ISBN978-4-524-21067-1

定価は表紙に表示してあります．
落丁・乱丁の場合はお取り替えいたします．
ご意見・お問い合わせはホームページまでお寄せください．